中华护理学会消毒供应中心护理专业委员会组织编写

机器人手术器械
清洗消毒及灭菌技术操作指南

主　审　任伍爱

主　编　张　青　王　瑾　李保华

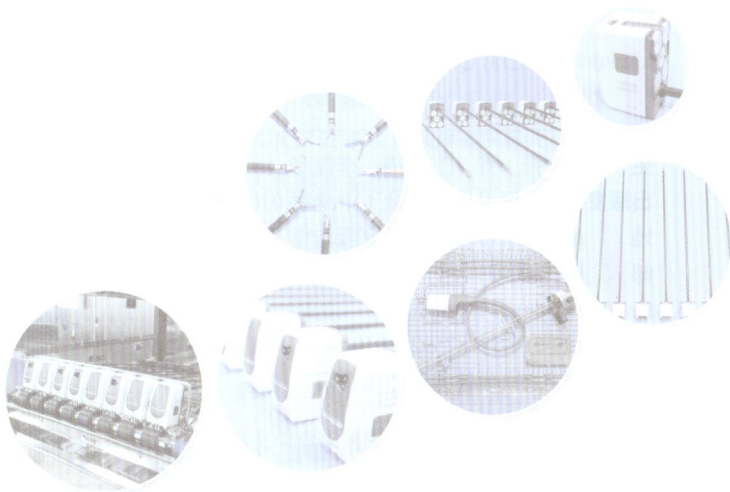

人民卫生出版社

·北　京·

测等有别于其他手术器械的内容进行详细介绍,以便消毒供应中心专业人员在遵循器械说明书的基础上,确保机器人手术器械的清洗消毒和灭菌质量,降低与手术器械相关的医院感染风险,保障患者安全,同时避免器械的非正常损坏,保证器械使用寿命,减少医院不必要的损失,同时也促进消毒供应专业针对不同专科器械在清洗、消毒及灭菌技术领域中的不断发展。

尽管我们在编写过程中付出了许多辛苦和努力,但由于能力和水平有限,书中难免存在疏漏之处。敬请广大读者给予批评和指正。

张　青　王　瑾　李保华

2025 年 4 月

目录

|第一章| 概述

第一节 机器人手术、器械的现状与发展

随着外科微创技术的发展,微创理念逐渐渗透到医学技术发展的各个领域,机器人手术因其微创操作、高倍术野、器械操作灵活等特点,应用日益广泛。2008 年第一台机器人手术系统进入我国,经过不断地迭代和发展,每一代机器人手术系统及其操作器械不断进步与发展。2019 年由我国自主研发的机器人手术系统临床多中心研究正式进入试验阶段。截至 2022 年,已有多套机器人手术系统投入临床使用。随着机器人手术系统的不断发展和应用,多种疾病的手术治疗精确度不断提升,为广大患者带来更好的选择。据不完全统计,截至目前,全世界已经累计开展各类机器人手术超过 1 000 万例。

机器人手术系统不同于常规的微创手术系统,是一种主从式可远距离控制的智能化手术平台,拥有灵活的机械操作臂及相配套的机器人手术器械,已经广泛应用于普通外科、泌尿外科、骨科、肛肠外科、妇产科、心胸外科、耳鼻喉外科等多专科的微创手术。

一、机器人手术系统的优势

机器人手术模拟了外科医生的手部动作,可完成高难度的手术操作。不仅具备传统微创外科手术的优点,同时具有高清的手术视野,可将手术部位成倍放大,床旁机械臂系统与手术器械灵活配合,具有非常好的稳定性及精确度,可完成各类高难度的精细手术,能有效保护重要脏器及组织结构的功能;手术过程出血少、创伤小,利于患者术后康复。

二、机器人手术器械对消毒供应专业带来的挑战

机器人手术器械对完成高难度的手术治疗具有独特的优势,为满足手术中使用的分离、切割、电凝、抓持、缝合等精细灵活操作,器械结构、材料与其他专科手术器械不同,清洗消毒及灭菌难度高、存在处理失败的风险。加之价格昂贵、周转速度快、使用要求高以及机器人手术操作钳有明确的使用次数限定等,对消毒供应中心清洗消毒灭菌方法、技术和设备设施配置等提出了特殊要求;对消毒供应中心专业人员再处理技术的专业培训、责任心和慎独精神等提出了更高的要求;同时也给消毒供应中心的管理带来了新的挑战。

第二节　术语与定义

1. **精密器械**（delicate instruments）　结构精细、复杂、易损，对清洗、消毒、灭菌处理有特殊方法和技术要求的医疗器械。

2. **使用后预处理**（pre-clean after use）　使用者在使用间隙或使用后及时去除器械上残留的血液（渍）、组织和肉眼可见污染物，对器械外表面的清洁、擦拭，保湿及对器械运输前的保护等操作。

3. **冲洗**（flushing）　使用流动水去除器械、器具和物品表面污物的过程。

4. **清洗**（cleaning）　去除医疗器械、器具和物品上污物的过程，包括冲洗、洗涤、漂洗和终末漂洗。

5. **洗涤**（washing）　使用含有化学清洗剂的清洗用水，去除器械、器具和物品污染物的过程。

6. **贯通刷洗**（scrub through）　使用与管腔直径相匹配的管腔刷，从管腔一端开口螺旋进入到另一端，直至另一端见刷毛的刷洗方法。

7. **漂洗**（rinsing）　用流动水冲洗洗涤后器械、器具和物品上残留物的过程。

8. **终末漂洗**（final rinsing）　用经纯化的水对漂洗后的器械、器具和物品进行最终的处理过程。

9. **刷洗**（brushing）　刷洗是指使用与被刷洗物品相匹

配的刷洗用具或用品,在含有医用清洗剂的清洗用水液面下对器械、器具和物品进行刷洗的过程。

10. **擦洗**(scrubbing) 擦洗是指使用低纤维絮擦布等清洗用具在液面下对器械、器具和物品进行搓擦,以去除其表面污染物的过程。

11. **擦拭**(wiping) 擦拭是指使用低纤维絮擦布等工具对器械、器具和物品表面进行搓擦的过程。

12. **低纤维絮擦布**(low fiber wadding cloth) 低纤维絮擦布由原木木浆、棉浆等材料制成,具有低落絮、吸水性能强、触感柔软、不移色等特点。

13. **超声波清洗器**(ultrasonic cleaner) 利用超声波在水中振荡产生的"空化效应"进行清洗的设备。

14. **医用清洗剂**(medical cleaning agent) 指用于增强水对医疗器械、器具及其他相关物品上污物清洗效果的化学 / 生物制剂。

15. **清洗液**(cleaning solution) 指按照产品说明书,将医用清洗剂加入适量的水配制成使用浓度的液体。

16. **灭菌过程验证装置**(process challenge device,PCD) 专门设计的模拟被灭菌物品,对灭菌过程具有特定抗力的装置,用于评价灭菌过程有效性的装置。

17. **清洗效果测试物**(test soil) 用于测试清洗效果的产品。

|第二章| 总则

第一节　管理原则与要求

一、应建立机器人手术器械处理操作的岗位管理制度、岗位职责及操作流程。确保工作质量和工作效率。

二、机器人手术器械的清洗、消毒、灭菌工作应遵循使用说明书或指导手册。

三、规范操作流程

(一)预处理要求。使用后应及时去除器械、器具和物品上的明显污物,根据需要做保湿处理。

(二)根据机器人手术器械特点,细化各环节操作图示、器械重点检查部位、质量检查方法、质量记录要求、器械保护措施等,包括预处理、回收、分类、清洗、消毒、干燥、检查、保养、包装、灭菌、储存及发放等操作环节技术要求。

(三)选择与器械适宜的清洗刷进行清洗,毛刷的硬度应考虑器械材质的耐受性,减少器械表面损伤。

(四)手工清洗、消毒处理后的器械应及时传递到清洁区域,避免二次污染。

(五)机械清洗应使用专用清洗装置。

(六)检查、保养、装配、包装等操作宜单件拿取器械,动作轻缓,应使用器械保护装置和用具。

(七)灭菌

1. 应使用专用灭菌架或篮筐装载机器人手术器械,灭菌包之间应留间隙,利于灭菌介质穿透。

2. 依据机器人手术器械说明书注明的灭菌参数,选择正确的灭菌方式及灭菌程序。

3. 灭菌时,应观察并记录灭菌时的温度、压力和时间等灭菌参数及设备运行状况。

(八)灭菌后卸载

1. 经压力蒸汽灭菌器卸载出的物品,冷却时间 > 30分钟。

2. 应确认灭菌过程合格,物理监测不合格的灭菌物品不得发放,并分析原因进行改进,直至监测结果符合要求。

3. 包外化学监测不合格的灭菌物品不得发放,包内化学监测不合格的灭菌物品和湿包不得使用;并应分析原因进行改进直至监测结果符合要求。

4. 生物监测不合格时,应尽快召回上次生物监测合格以来所有尚未使用的灭菌物品,重新处理;并应分析不合格的原因,改进后生物监测连续三次合格后方可使用。

5. 使用特定的灭菌程序灭菌时,应使用相应的指示物进行监测。

6. 应检查有无湿包,湿包不应储存与发放,分析原因并改进。

（九）机器人手术器械储存

1. 无菌机器人手术器械宜尽快发放至使用科室。

2. 储存时应分类、分架存放在无菌物品存放区。

3. 物品存放架或柜应距地面高度 ≥ 20cm，距离墙 ≥ 5cm，距天花板 ≥ 50cm。

4. 物品放置应固定位置，设置标识。

（十）机器人手术器械发放

1. 发放时，应遵循先进先出的原则。

2. 发放时应确认无菌物品的有效性和包装完好性。

3. 应记录无菌物品发放日期、名称、数量、物品领用科室、灭菌日期等。

4. 无菌机器人手术器械应使用专用清洁运送器具，使用后应清洁处理，干燥存放。

四、定期维护和保养

清洗消毒、灭菌设备设施及机器人手术器械应定期维护和保养，具体操作应遵循使用说明书或指导手册。

第二节　人员要求

一、岗位要求

（一）应设立机器人手术器械处理岗位，人员相对固定，人员数量应与本岗位工作量相适应。

（二）本岗位的工作人员应具备腔镜手术器械的清洗消毒、配置包装工作的经验。

（三）人员培训应具有连续性，定期进行能力考评，接收新器械或开展新手术前应进行相应的培训。

（四）加强工作人员的职业安全教育，能够掌握和运用职业防护的相关措施。

二、技能要求

机器人手术器械处理岗位工作人员，应掌握以下的知识和操作技能：

（一）机器人手术器械的名称、用途、结构、组成及重要功能位置。

（二）手工清洗消毒程序、步骤、方法及注意事项。

（三）清洗工具使用的操作技能。

（四）机器人手术器械机械清洗、消毒、装载、放置的方法、方式及注意事项。

（五）机器人手术器械干燥方法及注意事项。

（六）机器人手术器械保养知识和操作技能。

（七）包装材料选择及包装的操作技能。

（八）机器人手术器械处理全过程的保护要点。

（九）质量监测方法、机器人手术器械重点部位功能评价方法和标准。

第三节　设备设施要求

机器人手术器械处理的设备设施应符合 WS 310.1—2016 中设备、设施的相关要求，并根据其结构复杂、精细及贵重的特点，具备以下条件：

一、清洗、消毒、灭菌设备

(一)清洗、消毒、灭菌设备应符合国家相关标准规定；遵循设备使用说明书进行维护及保养。

(二)机器人手术器械处理使用的清洗、消毒、干燥、灭菌等设备，应遵循器械和设备说明书提供的适用范围、操作方法和注意事项。避免处理方法不当造成器械的损伤或损坏，从而缩短器械使用寿命。

(三)应根据手术量的周转情况，合理进行设备设施和备用器械的配比，保证有充足的处理器械时间，并且能够及时供应。

二、设施和用具要求

(一)宜单独设立机器人手术器械工作台，选用不反光材料，材质平滑，易清洁处理，防水性好、耐腐蚀。应设辅助光源，带光源的放大镜等专用设备。机器人手术器械处理区域应采光良好，光照度应符合 WS 310.1—2016 中精细检查区域照明要求。

（二）手工清洗设施和用具。与机器人手术器械规格匹配的清洗水槽,应使用与机器人手术器械冲洗口相匹配的接头、压力水枪(压力 0.2MPa)、压力气枪,宜使用一次性的刷子、低纤维絮擦布,如为重复使用应保持清洁,每天至少消毒一次。

（三）清洗消毒设备。应配备与机器人器械兼容的清洗消毒器、专用清洗架、超声波清洗机等。

（四）干燥设备和用具。应设立干燥设备及装置、检查包装台宜配置压力气枪;应配备低纤维絮擦布等辅助干燥用物。

（五）灭菌设备。应配备压力蒸汽灭菌设备和与机器人器械兼容的低温灭菌设备。

（六）应配备手卫生装置,洗眼装置。

第四节　耗材要求

一、应配备一次性帽子、手套、护目镜或防水面罩、隔离衣或防水围裙、专用防护鞋等个人防护用品。

二、应配备与机器人手术器械兼容的医用清洗剂,应符合国家相关标准和规定,遵循器械和耗材说明书选择和使用。

三、机器人手术器械首选湿热消毒方法,不耐热的器械使用化学消毒,应遵循厂家说明书进行选择及使用。

四、水处理设施。清洗用水质量应具备自来水、热水、软水、经纯化的水。清洗用水、蒸汽供水应符合 WS 310.1—2016 的要求。自来水水质符合 GB 5749—2022 的要求;终末漂洗用水的电导率应 ≤ 15μs/cm(25℃)。

五、使用水溶性润滑剂,遵循器械厂家说明书的使用稀释浓度,在有效日期内使用。

六、选择的包装材料应符合 GB/T 19633.1—2024 和 GB/T 19633.2—2024 的相应要求,且应与灭菌方式相匹配。新使用的灭菌包装材料应通过灭菌过程验证其效果。

七、消毒、灭菌质量监测材料应符合国家相关规定。

第五节　质量追溯要求

一、质量监测和流程记录与可追溯要求

(一)依据机器人器械使用说明书的规定,建立使用次数记录。

(二)应进行机器人手术器械的清洗、消毒、灭菌质量的日常监测,并列为定期监测项目进行随机抽查,对器械质量和操作过程质量进行定期的分析评价。

(三)建立回收、清洗消毒、检查保养、包装、灭菌等关键流程的记录,记录内容应遵循 WS 310.3—2016 的要求。

(四)记录应具有可追溯性,清洗、消毒监测资料和记录的保存期应≥6个月,灭菌质量监测资料和记录的保留期应≥3年。

(五)机器人手术器械包的标识使用后应随器械回到消毒供应中心进行追溯记录。

二、应建立机器人手术器械使用安全沟通机制,发现问题应记录、分析并持续改进。

三、应建立持续质量改进制度及措施,发现问题及时处理,并建立灭菌物品召回制度,应符合 WS 310.3—2016 的要求。

四、定期对监测资料进行总结分析,做到持续质量改进。

第三章 机器人手术系统与器械

第一节 机器人手术系统

机器人手术系统包含医生控制台、患者手术平台、影像处理平台及内窥镜、手术器械和附件等。

一、医生控制台

外科医生坐在医生控制台旁,通过使用手动控制器和脚踏板来控制器械和内窥镜的所有动作。医生在三维观察窗上观察内窥镜图像,该观察窗提供患者解剖部位和手术器械信息以及图标和其他功能界面(图 3-1)。

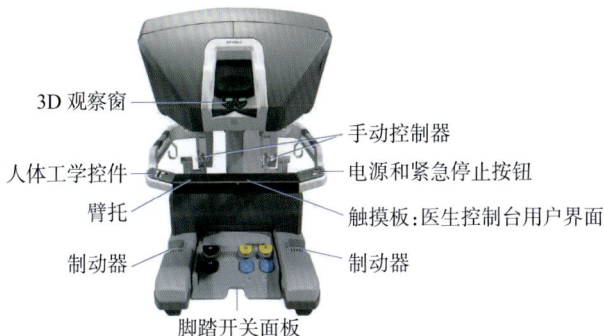

图 3-1 医生控制台

13

二、患者手术平台

患者手术台位于手术台旁,主要包括基座、吊杆和多条机械臂等。吊杆是一个可调旋转支撑结构,将机械臂移至适于目标解剖部位和患者体位的位置(图 3-2)。

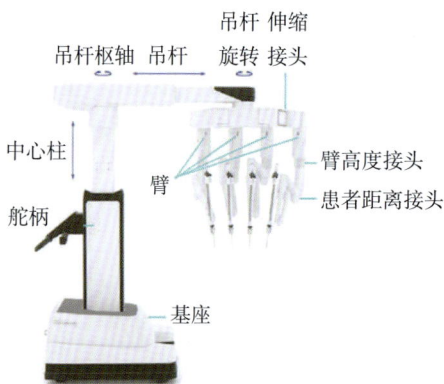

图 3-2　患者手术台

机械臂可根据手术患者解剖部位定位,机器人内窥镜及手术器械可连接到任何机械臂上(图 3-3 ~ 图 3-5)。

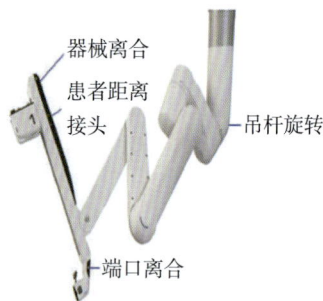

图 3-3　机器人手臂

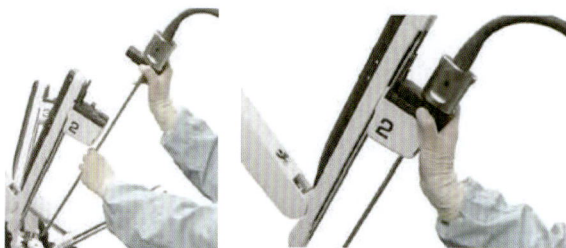

图 3-4　安装内窥镜

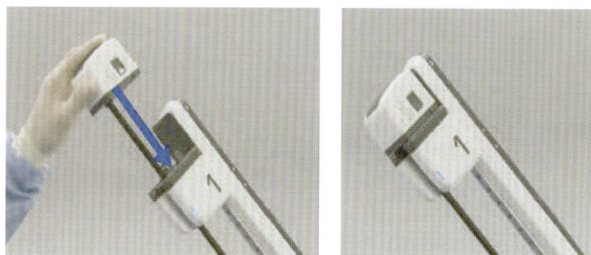

图 3-5　安装手术器械

三、影像处理平台

影像处理平台包含支持性电子设备,例如供内窥镜和主要电子和软件处理器使用的光源及视频和图像处理设备。影像处理平台通过触摸屏可查看内窥镜图像和调整系统设置(图3-6)。

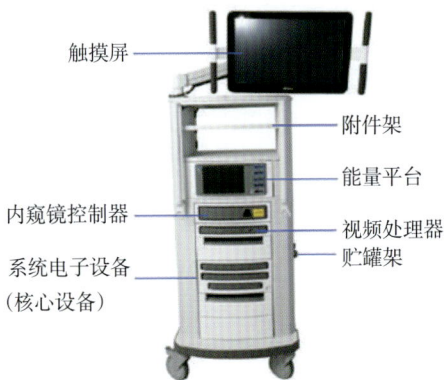

触摸屏

附件架

能量平台

内窥镜控制器

视频处理器

贮罐架

系统电子设备
（核心设备）

图 3-6　影像处理平台

第二节　机器人手术器械

机器人手术器械包括内窥镜、手术操作器械及附件类器械。

一、内窥镜

内窥镜是集传统光学、人体工程学、精密机械、现代电子、数字软件等技术于一体的诊疗仪器。

（一）内窥镜从可视角度划分为 0°镜和 30°镜（图 3-7）。

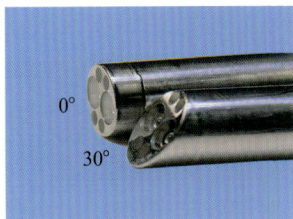

0°

30°

图 3-7　0°镜和 30°镜前端

（二）内窥镜从成像原理可分为光学内窥镜和电子内窥镜

1. **光学内窥镜** 经过人体自然体腔和脏器进行直接观察、诊断、治疗的光学仪器（图3-8）。

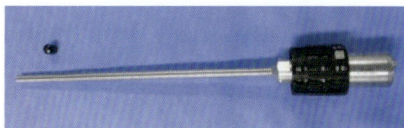

图 3-8　**光学内窥镜**

2. **电子内窥镜**　集光、机、电等高精尖技术于一体的医用电子光学仪器，采用尺寸极小的电子成像元件——电荷耦合器件（CCD），将所要观察的腔内物体通过微小的物镜光学系统成像到 CCD 上，然后通过导像纤维束将接收到的图像信号送到图像处理系统上，最后在监视器上输出处理后的图像，具有图像传感器、光学镜头、光源照明、机械装置等功能部分（图3-9）。

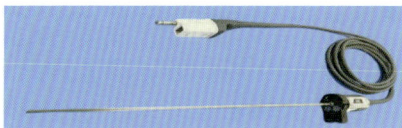

图 3-9　**电子内窥镜**

（三）内窥镜的结构

1. **光学内窥镜**　包括目镜端、环形螺母、镜杆、物镜端（图3-10）。

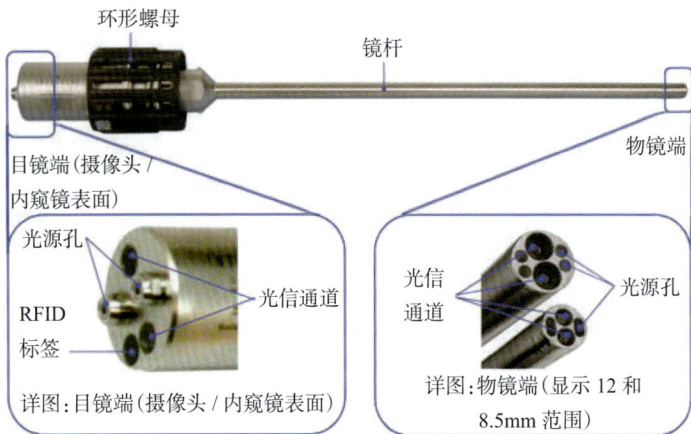

图 3-10　光学内窥镜结构

2. **电子内窥镜**　包括物镜端、镜杆、基座、线缆、连接
插头等（图 3-11）。

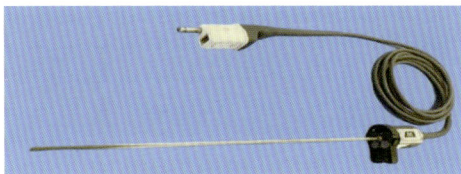

图 3-11　电子内窥镜结构

二、机器人手术操作器械

手术操作器械包括有源手术器械和无源手术器械。

（一）有源器械包括单极器械、双极器械,超声能量器械等（图 3-12）。

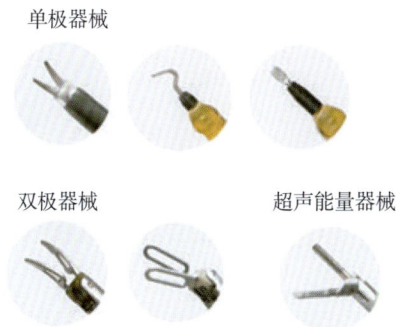

单极器械

双极器械   超声能量器械

图 3-12 **有源手术器械**

（二）依据器械功能可分为持针钳、抓持器、手术剪、施夹钳等（图 3-13）。

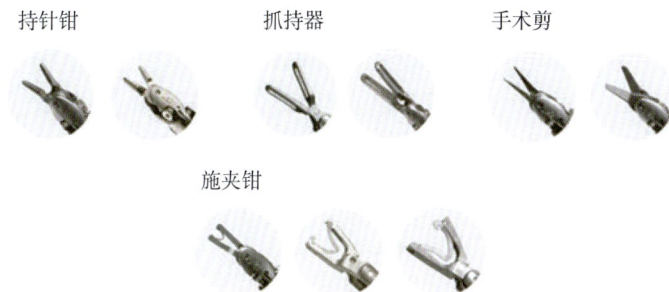

持针钳   抓持器   手术剪

施夹钳

图 3-13 **不同功能手术器械**

(三)依据不同手术专科,分为不同专科专用器械(图3-14)。

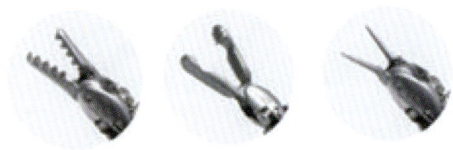

图 3-14　心脏专科手术器械

(四)机器人手术操作钳的基本结构及特点

1. 机器人手术操作钳可多角度、多方位、自由旋转,以实施抓持、切割、缝合、打结等动作。

2. 操作钳结构主要包括基座、器械杆、腕部和钳端四个部分。

3. 基座底部有圆盘,两侧有释放按钮、紧急释放插孔、高频线缆接口、基座尾部有主冲洗孔和次冲洗孔等结构。

4. 操作钳腕部可旋转、弯曲。

5. 钳端部分包括钳端咬合面、钳尖等部位,同时根据器械种类不同,不同的操作钳钳端的外形结构不同(图3-15)。

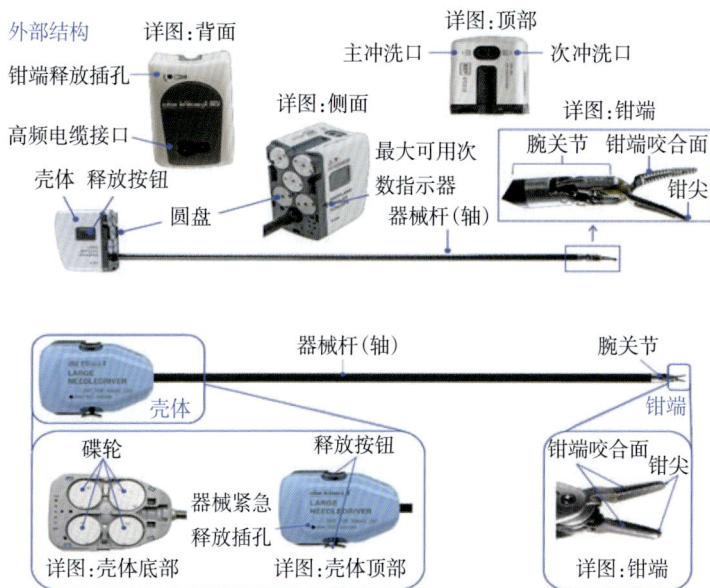

外部结构

详图:背面

钳端释放插孔

高频电缆接口

壳体 释放按钮

圆盘

详图:侧面

最大可用次数指示器

器械杆(轴)

详图:顶部

主冲洗口 —— 次冲洗口

详图:钳端

腕关节 钳端咬合面

钳尖

器械杆(轴)

腕关节

钳端

壳体

碟轮

释放按钮

器械紧急释放插孔

详图:壳体底部 详图:壳体顶部

钳端咬合面 钳尖

详图:钳端

图 3-15 **手术操作钳基本结构**

三、附件类器械

附件类器械包括闭孔器、套管、连接电缆(单极线、双极线)等(图 3-16)。

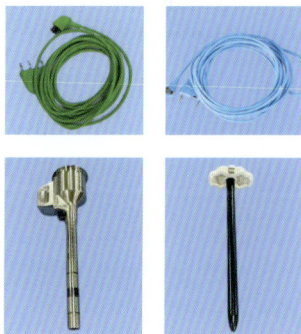

图 3-16 **附件类器械**

|第四章│操作流程

第一节　使用现场预处理操作流程

【工作目标】

使用者在使用间隙或使用后应对机器人手术器械进行及时正确的预处理,以防止污染物干涸,保证清洗质量,避免器械损坏。

【操作原则】

1. 应在使用间隙或使用后现场立即进行预处理。

2. 应遵循器械使用说明或指导手册进行预处理。

3. 应移除附件,去除器械表面及管腔等部位残留的血渍、组织和肉眼可见的污染物。

4. 送至消毒供应中心前器械应做好灌注和保湿处理。

5. 应采取保护措施,稳妥固定,避免碰撞。

6. 特殊感染的器械应遵循 WS/T 367—2012 的规定进行处理。

【操作流程】

使用现场预处理流程见图 4-1。

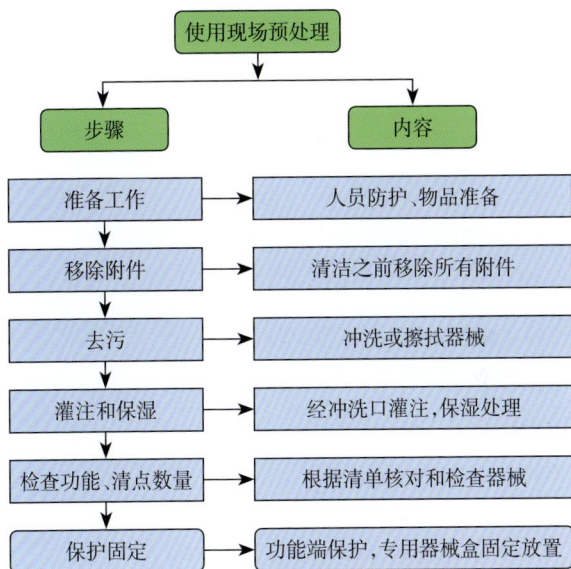

图 4-1　使用现场预处理流程

1. 使用者在使用间隙及时去除器械上的血渍和污渍。

2. 手术结束后,移除所有附件包括一次性附件,再进行预处理。

3. 器械使用后及时去除器械上的血渍和污渍,并进行灌注和保湿。可使用湿纱布擦拭器械表面,管腔器械应使用保湿剂向主冲洗口内灌注。

4. 配有接头盖的内窥镜,在预处理前须将接头盖拧紧。

5. 根据清单核对器械,确保器械数量准确和功能完好。

6. 器械功能端使用保护套保护,妥善固定于专用器械盒,避免碰撞。

【注意事项】

1. 使用者手术后应立即进行预处理,以避免污物在器械上干涸。

2. 避免使用腐蚀性液体对器械进行预处理。

3. 操作中注意做好防护措施,防止液体飞溅和锐器损伤等职业伤害。

4. 如操作钳使用次数已达上限,提示无法继续使用,应根据医院制度进行处理。

第二节 回收与分类操作流程

一、回收

【工作目标】

针对机器人手术器械贵重、精细、复杂等特点,采取安全、适宜的方式回收,确保回收质量。

【操作原则】

1. 使用者应对使用后的器械及时进行预处理,并将可重复使用的机器人手术器械、内窥镜、附件妥善分类放置。

2. 机器人手术器械、内窥镜、附件应做到及时回收,采用密闭方式运送。

3. 回收工具每次使用后应清洗、消毒、干燥备用。

【操作流程】

回收操作流程见图 4-2。

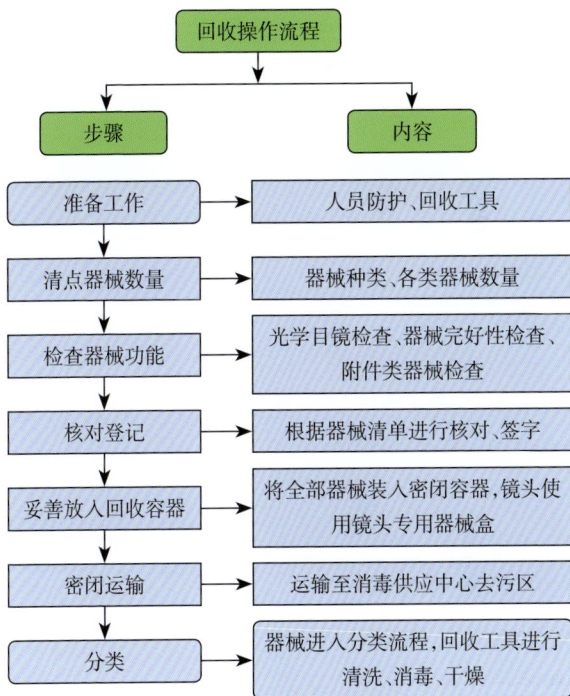

图 4-2　回收操作流程

【操作步骤】

1. 回收人员应规范着装,按 WS 310.1—2016 的规定做好个人防护。

2. 回收工具及用物准备齐全,如:密闭容器、手套、运送车等。

3. 污染接收区域清点、交接器械数量,检查机器人手术器械、内窥镜及附件是否完整,有无缺失或损坏。

【注意事项】

1. 内窥镜应使用带盖、带卡槽的盛装容器。

2. 机器人手术器械宜使用合适的盛装容器或配备器械保护垫进行回收,防止器械碰撞损毁,器械钳端及器械末尾电极选用专用保护套保护,锐利器械在回收过程中应做好保护,轻拿轻放。

3. 注意连接线的盘绕直径 ≥ 10cm。

4. 根据器械种类分类放置,做好标识,避免器械混淆。

5. 避免发生职业暴露。

二、分类

【工作目标】

按照机器人手术器械的种类、材质、结构特点、污染程度及清洗方式进行检查和分类。

【操作原则】

1. 根据手术器械清单或包外器械标识核对器械数量。

2. 对器械结构的完整性及器械功能的完好性进行检查。

3. 根据器械种类,如内窥镜、操作器械、附件等的精密程度、材质,进行分类。

4. 可拆卸的器械应遵循器械厂商说明书进行拆卸。

【操作流程】

分类操作流程见图 4-3。

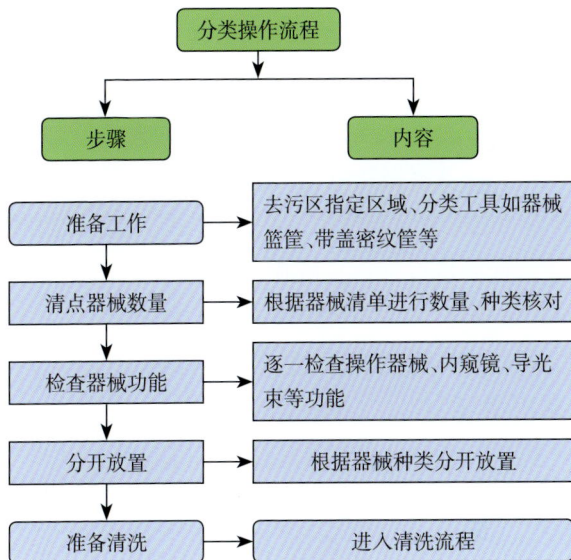

图 4-3　**分类操作流程**

【操作步骤】

1. 工作人员应规范着装,按 WS 310.1—2016 的规定做好个人防护。

2. 分类工具准备齐全,如清洗筐、器械架、带盖密纹筐等。

3. 按器械的种类,内窥镜、手术器械及附件等分开放置。

4. 检查机器人手术器械钳端闭合是否完好,腕部活动是否自如,腕部部位牵引丝有无脱出、断裂,电极处有无松动、弯曲或断裂,盘面是否完整,有无损坏,注水口有无破损。

5. 检查内窥镜的目镜端及物镜端清晰无裂痕,镜杆有无凹陷。

6. 检查导光束及连接线无打折,表面无划痕、无破损。

7. 核查确认器械数量和功能,如有器械损坏、缺失或数量差异等问题应及时与使用科室相关人员反馈沟通和处理。

8. 组合器械拆分后放置在同一清洗筐内,并检查附件是否缺失或损坏。

9. 做好分类清点记录,进入清洗程序。

【注意事项】

1. 操作过程中注意轻拿轻放,防止磕碰。

2. 拆卸时应严格遵循说明书要求。

3. 检查机器人手术器械、内窥镜及附件有无损坏,如有异常及时与手术室人员联系。

第三节 手工清洗消毒

【工作目标】

根据器械材质、结构及污染程度等选择正确的清洗方法、合适的清洗工具和医用清洗剂;根据器械材质选择正确的物理或化学消毒方式,确保清洗消毒质量。

【操作原则】

1. 应遵循器械厂商说明书正确执行手工清洗方法。
2. 应使用与器械匹配的清洗刷、冲洗连接管。
3. 灌注的方法及压力应遵循器械厂商说明书。
4. 器械清洗过程中应保护器械功能端,避免器械损坏。

【操作流程】

手工清洗消毒流程见图 4-4。

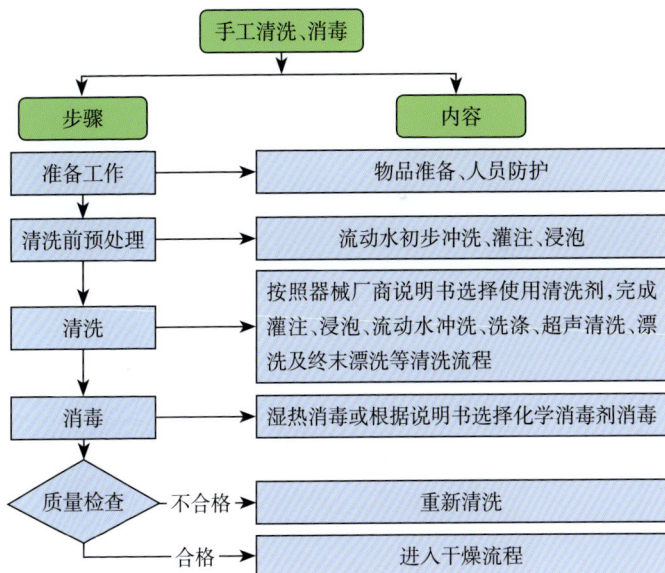

图 4-4　**手工清洗消毒流程**

【操作步骤】

(一)准备工作

1. 操作人员规范着装,做好个人防护。

2. 清洗消毒设备设施处于备用状态、用物准备齐全。

(二)操作钳的手工清洗消毒

1. 清洗前预处理

(1)浸泡:流动水下冲洗器械表面后,完全浸泡在含中性或弱碱性酶清洗液中,使用 20ml 注射器抽吸中性或弱碱性酶清洗液 15ml 注入主冲洗口,浸泡 5 ~ 10 分钟。

(2)刷洗:使用专用清洗刷刷洗操作钳外表面,如盘面、腕部、功能端,刷洗时应特别注意钳端、钢丝、滑轮等易残留污渍的部位,反复刷洗或采用压力水枪冲洗腕部缝隙及各冲洗口处,直至无可见的污染物。

2. 冲洗 流动水冲洗操作钳表面,专用冲洗连接管或水枪连接各冲洗口,冲洗每个冲洗口至少 20 秒,确保水压为 0.2MPa(图 4-5、图 4-6)。

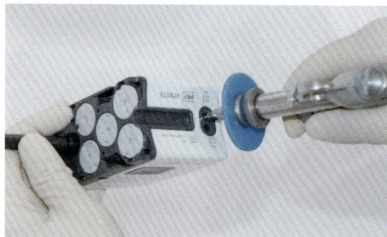

图 4-5　压力水枪初步清洗

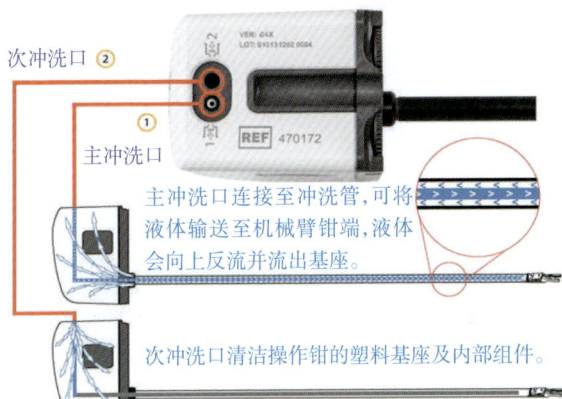

次冲洗口 ②

主冲洗口 ①

主冲洗口连接至冲洗管,可将
液体输送至机械臂钳端,液体
会向上反流并流出基座。

次冲洗口清洁操作钳的塑料基座及内部组件。

图 4-6　主冲洗口、次冲洗口

3. 洗涤

(1)灌注和浸泡:使用 20ml 注射器向主冲洗口灌注至少 15ml 中性至弱碱性酶清洗剂,至器械前端在液面下无气泡逸出,将操作钳完全浸没于清洗剂中,浸泡 30 分钟(图 4-7,图 4-8)。

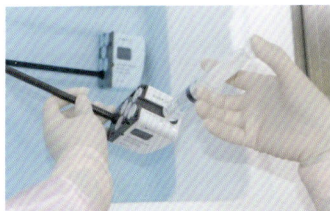

图 4-7　注射器灌注

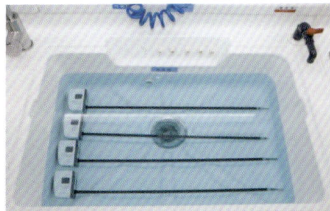

图 4-8　清洗剂浸泡

(2)冲洗:专用冲洗连接管或水枪连接主冲洗口,冲洗至少 20 秒,冲洗时保持操作钳头向下,避免污水喷溅(图 4-9)。缓慢旋转基座上的圆盘以移动钳端,保持冲洗直至水流清澈为止。

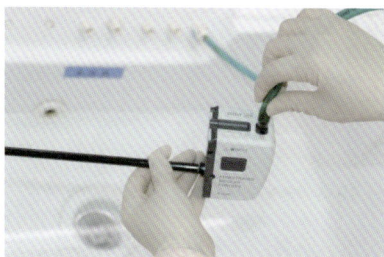

图 4-9　专用连接管冲洗主冲洗口

依照上述步骤完成剩余冲洗口的冲洗。使用压力水枪冲洗操作钳腕部及钳端至少 30 秒,边冲洗边用手协助旋转移动腕部,确保整个腕部、钳端被充分冲洗(图 4-10 ~ 图 4-12)。

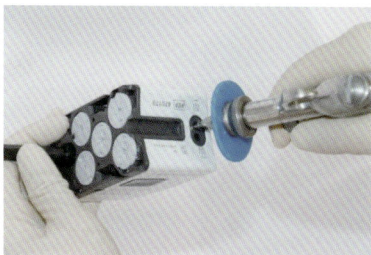

图 4-10　压力水枪冲洗主冲洗口

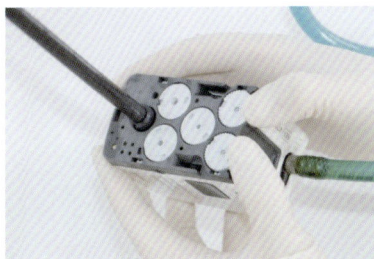

图 4-11　旋转圆盘移动腕部

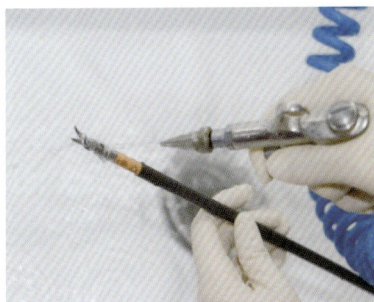

图 4-12　压力水枪冲洗腕部和钳端

（3）刷洗：流动水下使用专用清洗刷彻底刷洗整个操作钳，反复刷洗至少 60 秒。刷洗时，应缓慢旋转基座上的圆盘以移动腕部和钳端，特别注意刷洗钳端咬合面、腕部钢丝、基座和圆盘缝隙等容易残留污渍的部位（图 4-13）。操作钳各部位的手工清洗方法见附录一。

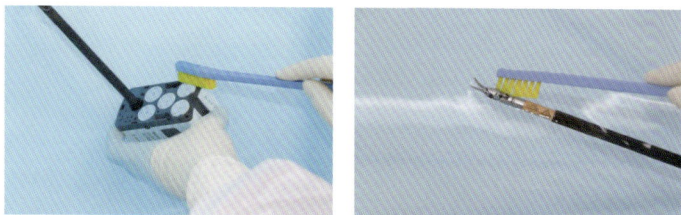

图 4-13　专用清洗刷刷洗

(4)超声清洗:按照说明书要求在超声波池中配制中性至弱碱性酶清洗剂。使用注射器向主冲洗口中注射至少 15ml 酶清洗剂,然后将整个操作钳浸没在清洗剂中(图 4-14)。

建议超声时间 ≤ 15 分钟,超声频率 ≥ 38kHz,超声水温应遵循清洗剂厂商建议的温度(图 4-15)。

4. 重复洗涤　重复冲洗、刷洗一次,方法同前。

5. 漂洗　专用冲洗连接管或水枪连接各冲洗口进行管腔内漂洗。流动水下彻底漂洗整个操作钳表面至少 60 秒,去除残留的污物及清洗剂(图 4-16)。

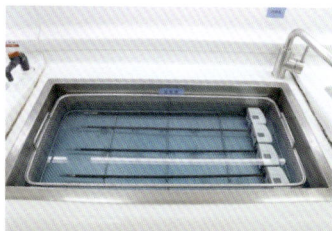

图 4-14　器械完全浸没在清洗剂中

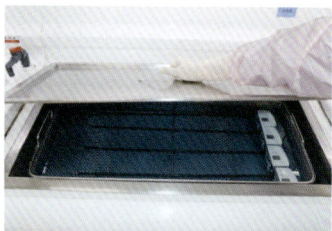

图 4-15　加盖启动超声清洗

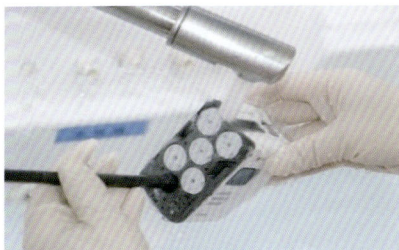

图 4-16　流动水充分漂洗

6. **终末漂洗**　应采用经纯化的水漂洗操作钳每一部件表面及管腔,方法同漂洗。

7. **检查**　借助放大镜检查整个操作钳清洗效果,特别注意操作钳腕部及钳端;如有任何污物残留,须重复整个清洗过程。

8. **消毒**　操作钳宜首选机械湿热消毒,A_0 值 ≥ 600。

(三) 机器人内窥镜的手工清洗消毒(以电子内窥镜为例)

1. **冲洗**　双手持内窥镜,流动水下冲洗表面。有冲洗口的内窥镜应打开冲洗盖暴露冲洗口进行冲洗。

2. **洗涤**

(1)有冲洗口的内窥镜先使用20ml注射器向各冲洗口灌注至少 15ml 中性或弱碱性清洗剂(图 4-17)。

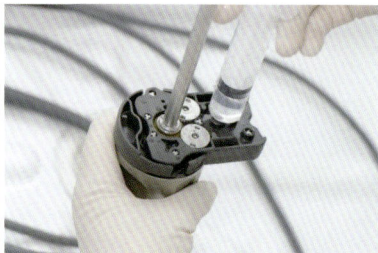

图 4-17　注射器灌注清洗剂

（2）将内窥镜和线缆完全浸没于清洗剂中 15 分钟，使用低纤维絮软布在清洗剂中擦拭物镜端、镜杆、基座及线缆等。

（3）使用专用冲洗连接管或水枪插入各冲洗口，持续冲洗 20 秒，直至冲洗出的水流清洁为止（图 4-18）。使用水枪反复冲洗内窥镜基座以及间隙处。

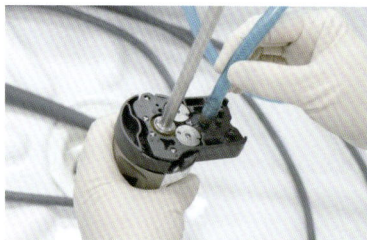

图 4-18　专用连接管冲洗主冲洗口

（4）使用软毛刷刷洗内窥镜整个基座至少 60 秒，直至完全去除污垢。刷洗时避开物镜端，使用软布擦拭线缆、镜杆及物镜端等部位。

3. **漂洗**　流动水下充分漂洗内窥镜，去除残留的污物及清洗剂。

4. **终末漂洗** 使用经纯化的水彻底漂洗整个内窥镜和线缆至少 60 秒,注意漂洗基座及基座间隙处。

5. **检查** 借助放大镜检查内窥镜是否存在污垢,如有任何污物残留,须重复整个清洗流程。

6. **消毒** 根据内窥镜厂家说明书合理选择及使用化学消毒剂。消毒后使用经纯化的水漂洗内窥镜及线缆至少 60 秒,去除残留消毒剂。

(四)附件类器械的手工清洗消毒

1. **闭孔器及套管**

(1)预处理:流动水下初步冲洗附件外表面,选择不同直径的毛刷刷洗套管内壁,去除血渍、污渍等污染物。

(2)冲洗:流动水下冲洗或水枪冲洗。

(3)洗涤:医用清洗剂浸泡后,在液面下擦洗或刷洗,注意闭孔器的缝隙等连接部位,套管采用相匹配的管腔刷进行贯通刷洗(图 4-19)。

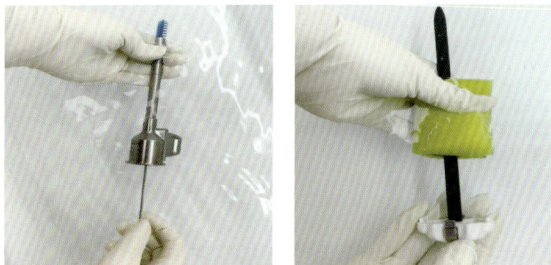

图 4-19 管腔刷洗和液面下擦洗

(4)漂洗:流动水冲洗附件外表面,套管管腔使用清洁管腔刷进行刷洗。

(5)终末漂洗:应用经纯化的水彻底漂洗,去除残留的清洗剂。

(6)消毒:可采用湿热消毒法或 75% 乙醇进行消毒。

2. 连接电缆

(1)冲洗:清水擦拭连接电缆两端及接口处,中间部分按标准手工清洗流程进行冲洗(图 4-20)。

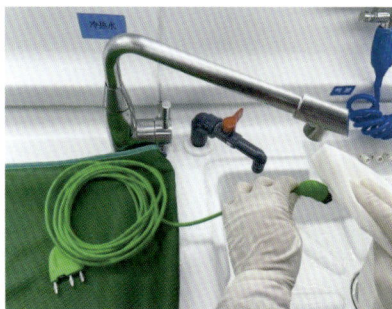

图 4-20　清水擦拭接口

(2)洗涤:使用含医用清洗剂的海绵或软布擦拭连接电缆的两端及接口处,中间部分按标准手工清洗流程进行洗涤。

(3)漂洗:清水擦拭连接电缆的两端,中间部分流动水下漂洗。

(4)终末漂洗:应用经纯化的水彻底漂洗,方法同漂洗。

(5)消毒:可采用75%乙醇进行消毒。

【注意事项】

1. 建议使用专用清洗刷,不得使用金属刷或研磨材料,不得在冲洗口中使用刷子或任何其他未经允许的物件。

2. 清洗时应确认操作钳基座上的各冲洗口构造位置,冲洗时依次冲洗主冲洗口(1号)、次冲洗口(2号)或其他冲洗口。主冲洗口的塑料软管如脱落,不得使用该操作钳。

3. 内窥镜因材质特殊,属耐湿不耐热类器械,在处理过程中应遵循厂家说明书或指导手册进行清洗、消毒和干燥处理。

4. 内窥镜因其结构精密,宜采用手工清洗的方法,单独清洗,不得使用超声波清洗机进行清洗。

5. 处理内窥镜目镜端时避免对目镜端施加过大力量,不得使用尖锐物体进行清洁,在整个处理过程中,避免对内窥镜造成机械或冲击应力。

6. 带接头盖的内窥镜清洗前先旋紧再清洗。如接头盖缺失,则不应进行再处理,须与使用科室或器械厂商联系。

7. 采用相匹配的装载盒装载,妥善固定,使用后装载盒应每次清洗与消毒。

8. 应遵循器械产品说明书选择合适的消毒方式,不得使用对器械有腐蚀性的消毒剂。

第四节 机械清洗消毒

【工作目标】

依据器械厂家说明书,选择相匹配的机械清洗设备进行清洗和湿热消毒。机械清洗强调正确装载,确保器械的清洗消毒质量。

【操作原则】

1. 选择相匹配的机械清洗设备、专用清洗架,清洗架的清洗接头与器械冲洗口相匹配(图 4-21)。

2. 使用专用清洗架进行规范装载,稳妥固定,操作钳钳端充分打开。

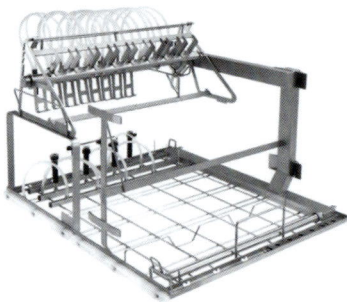

图 4-21　**机器人操作钳专用清洗架**

3. 清洗程序选择应遵循设备厂商的使用说明或指导手册。

4. 机械清洗前应进行手工预处理,包括流动水初步冲洗、浸泡和灌注等操作。清洗消毒程序运行结束,应对设备运行物理参数进行有效性确认。

【操作流程】

操作钳机械清洗消毒流程见图 4-22。

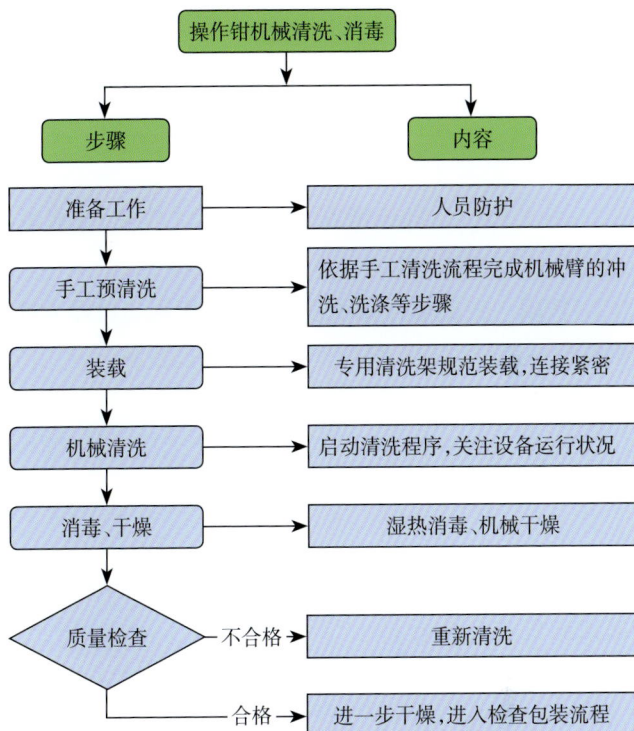

图 4-22　操作钳机械清洗消毒流程

【操作步骤】

1. 清洗前预处理

（1）浸泡：流动水下冲洗器械表面后，完全浸泡在含中性或弱碱性酶清洗液中，使用 20ml 注射器抽吸中性或弱碱性酶清洗液 15ml 注入主冲洗口，浸泡 5 ~ 10 分钟。

　　(2)刷洗:使用专用清洗刷刷洗操作钳外表面,如盘面、腕部、功能端,刷洗时应特别注意钳端、钢丝、滑轮等易残留污渍的部位,反复刷洗或采用压力水枪冲洗腕部缝隙及各冲洗口处,直至无可见的污染物。

　　2. 手工初洗　机械清洗前应先进行冲洗、洗涤及漂洗,方法同手工清洗。

　　3. 装载　根据操作钳说明书要求,使用与机器人操作钳相匹配的清洗设备。将操作钳正确规范装载于专用清洗架上(图 4-23),固定放置。冲洗管正确连接相匹配的冲洗口,确保所有冲洗口连接紧密,操作钳钳端充分张开。小型配件如螺帽等须放置在带盖密纹清洗篮筐中。

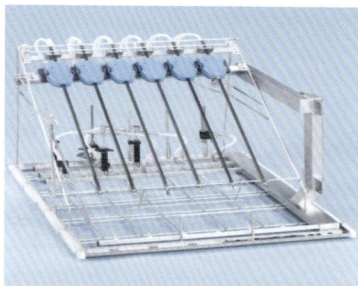

图 4-23　操作钳机械清洗装载

　　4. 清洗消毒　选择正确的清洗程序进行自动清洗消毒和干燥。机械湿热消毒温度应 ≥ 90℃,时间 ≥ 1 分钟,或 A_0 值 ≥ 600(图 4-24)。

　　5. 卸载　程序运行结束,确认物理参数合

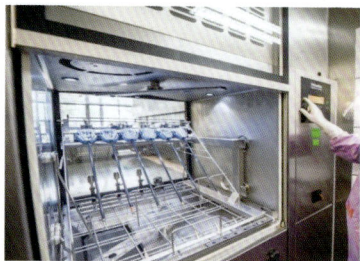

图 4-24　操作钳机械清洗设备操作

格,正确卸载。

【注意事项】

1. 装载前检查清洗机的内腔、清洗旋臂、过滤网等清洁无杂物残留,清洗架配件齐全,连接管完好,接口无松动、无阻塞。

2. 卸载前检查冲洗管有无脱落,如有脱落则该冲洗管连接的器械可能存在清洗不彻底的风险,建议重新清洗。

3. 应佩戴清洁防烫手套进行卸载,动作轻柔,防止损伤器械,检查清洗机内有无遗留器械。

第五节 干燥

【工作目标】

去除器械表面及管腔的水分,确保干燥效果。

【操作原则】

1. 应首选干燥设施、设备进行干燥处理。

2. 根据器械不同材质选择适宜的干燥温度。

3. 内窥镜、连接线等不耐热器械可使用清洁的低纤维絮擦布采用擦拭法进行干燥。

4. 管腔器械可采用压力气枪进行彻底干燥。

5. 不应使用自然干燥方法进行干燥。

【操作流程】

干燥流程见图 4-25。

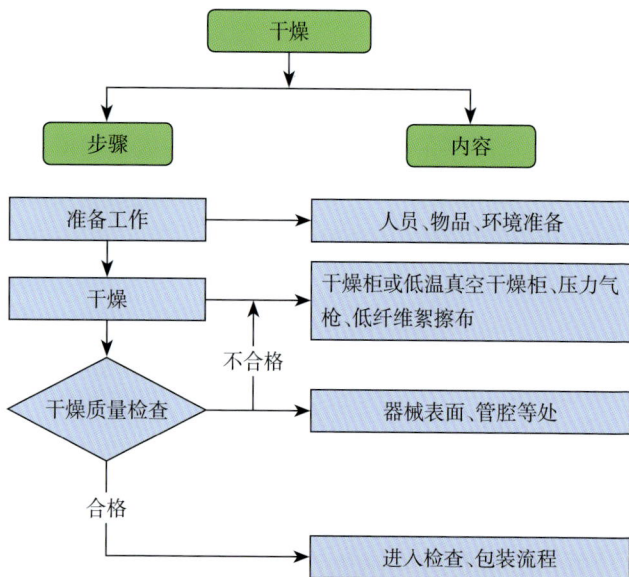

图 4-25 **干燥流程**

【操作步骤】

(一)操作钳的干燥

1. 应保持干燥台面和干燥设备清洁。

2. 握持操作钳并将钳端向上立起,确保水分从操作钳冲洗口排出。

3.使用低纤维絮擦布擦拭器械外表面,使用压力气枪,向冲洗口吹入医用压缩空气(图4-26)。

4.应使用医用干燥柜或低温真空干燥柜等设备进行充分干燥(图4-27)。

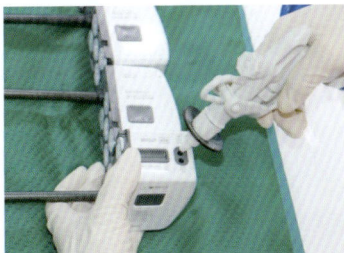

图 4-26　气枪干燥

(二)内窥镜的干燥

1.排出内窥镜冲洗口、基座缝隙等部位的残留水分。

2.冲洗口和基座缝隙处应使用压力气枪干燥。

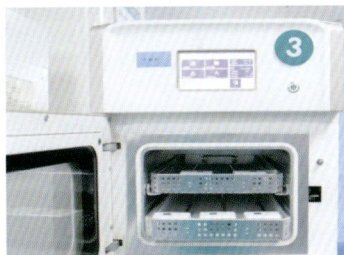

图 4-27　干燥柜干燥

3.内窥镜表面及线缆应使用清洁低纤维絮擦布进行彻底干燥,宜使用专用镜头纸擦拭内窥镜镜面。

(三)附件类器械的干燥

1.电刀连接线、闭孔器等非管腔器械应使用清洁低纤维絮擦布进行彻底干燥。

2.套管类等管腔器械使用压力气枪干燥。

3.采用干燥柜干燥时,根据说明书要求选择相适宜的温度。

【注意事项】

1. 应遵循器械厂商说明书选择和使用干燥方法。

2. 在使用医用干燥柜及低温真空干燥柜时,应加强职业防护,佩戴隔热手套,防止烫伤。

3. 使用中的低纤维絮擦布污染或潮湿时应及时更换。

4. 内窥镜首选擦拭法进行干燥,内窥镜环形螺母等带有缝隙的部位,可采用压力气枪干燥。

第六节　检查、保养与包装

一、检查、保养

【工作目标】

1. 检查器械的清洁度,符合清洗质量标准。

2. 检查器械的完整性及功能完好性,符合器械的使用要求。

3. 正确保养器械,延长器械的寿命。

【操作原则】

1. 应对干燥后的每件器械进行清洁度和功能的检查。

2. 检查应按照 WS 310.2—2016 的要求操作执行。

3. 应遵循器械使用说明书进行检查。

4. 清洁度日常检查方法以目测为主,精密部分可以辅以带光源放大镜检查。

5. 器械的保养应遵循说明书或指导手册。

【操作流程】

检查保养流程见图 4-28。

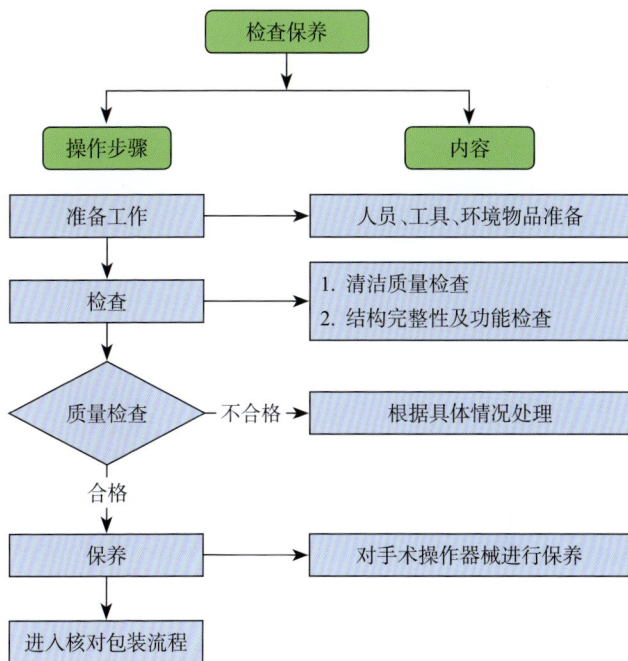

图 4-28　检查保养流程

【操作步骤】

1. 在消毒供应中心的检查包装区进行检查保养。

2. 操作人员规范着装,戴圆帽、穿工作服及工作鞋,操

47

作前进行手卫生。

3. 包装物品准备齐全,包括带光源放大镜、器械清单、医用润滑剂、低纤维絮擦布等器械功能检查用品。

4. 根据机器人手术器械特点及分类进行检查保养。

5. 内窥镜和手术操作钳的检查保养操作方法见附录二和附录三。

【注意事项】

1. 功能检查操作中轻拿轻放,每件器械不叠放。

2. 器械保养采用滴注润滑时应注意控制滴注力度和滴注量。

二、包装

【工作目标】

选择适宜的包装材料和包装方式进行包装,确保灭菌后无菌屏障功能完好。

【操作原则】

1. 包装应按照 WS 310.2—2016 的要求进行操作。

2. 应遵循器械厂商说明书,进行器械的装配和包装。

3. 根据器械配置清单,核对器械的名称、数量和规格;锐利器械功能部位应采取相应的保护措施。

4. 根据灭菌方法、器械的大小、规格、重量选择与其相适应的包装方法和包装材料,灭菌包装材料应符合 GB/T 19633 及 YY/T 0698 的要求。

【操作流程】

包装流程见图 4-29。

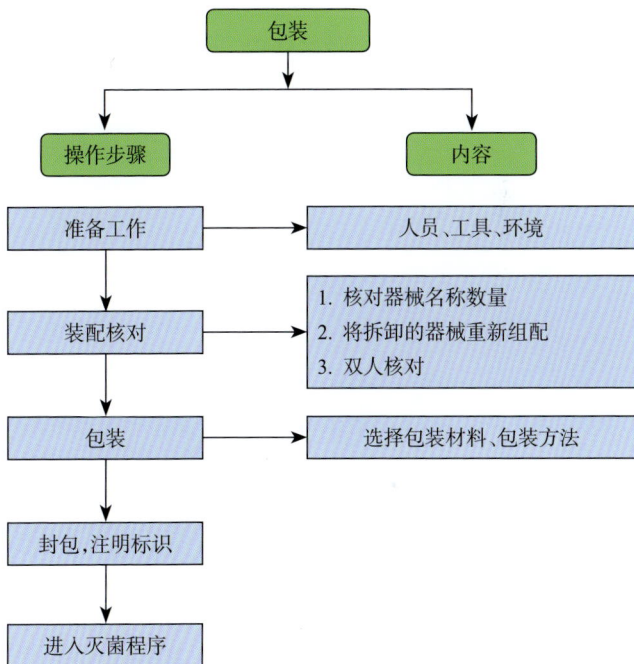

图 4-29 包装流程

【操作步骤】

在消毒供应中心的检查包装区进行包装。包装操作包括装配、包装、封包、注明标识等步骤。

1. **装配**

(1)操作人员规范着装,戴圆帽、穿工作服及工作鞋,操作前进行手卫生。

(2)包装物品准备齐全,包括盛装容器、图文卡、器械清单、化学指示物、包装材料、吸水垫巾、灭菌标识等。

(3)根据器械图示将拆卸的器械进行重新组合、装配。

(4)依据器械装配的规程或图示及器械配置清单核对器械的名称、数量和规格。

(5)内窥镜应放置于专门带盖、带卡槽的盛装容器内进行单独包装(图4-30)。

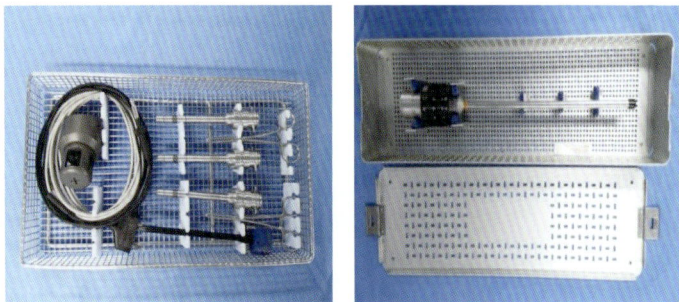

图 4-30　带盖带卡槽的器械盒

(6)按照器械的使用顺序摆放器械。

(7)连接线大弧度盘绕,直径应 ≥ 10cm,无锐角。

(8)锋利的器械如剪刀等应使用固定架、保护帽等。

(9)所有的空腔、阀门应打开,保证灭菌介质的穿透,避免由于压力改变对器械造成的不必要损伤。

(10)器械装配完毕后应放置包内化学指示物,放置位置应符合 WS 310.3—2016 的要求。

2. **包装**

(1)核对:包装前再次根据器械清单进行双人核对,并确认化学指示物放置是否正确。

(2)选择包装材料:根据灭菌方法、器械大小、规格、重量选择与其相适应的包装材料。

(3)包装:根据包装材料选择包装方法,分为闭合式包装和密封式包装,包装操作及质量要求符合 WS 310.2—2016 的规定。

(4)硬质容器的使用与操作应遵循使用说明或指导手册;硬质容器多用于内窥镜单独包装和多个器械的包装。

(5)闭合式包装应用两层分两次包装(图 4-31)。

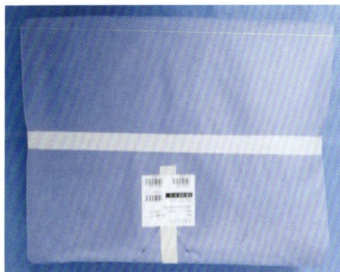

图 4-31　**闭合式包装**

(6)密封式包装常用于单独包装重量轻、体积小的器械和物品。

3. 封包

(1)封包前再次核对器械相关信息。

(2)包外应设有灭菌化学指示物,封包应符合 WS 310.2—2016 的要求。

(3)闭合式包装应使用专用胶带,胶带长度应与灭菌包重量、体积相适应,松紧适度。封包应严密,保证闭合完整性。

(4)密封式包装其密封宽度应 ≥ 6mm,包内器械距包装袋封口处应 ≥ 2.5cm。

(5)硬质容器应设置安全闭锁装置,无菌屏障完整性破坏时应可识别。

4. 标识

(1)标识信息应齐全,包括器械包名称、包装者、灭菌锅号、锅次、灭菌日期、失效日期等。

(2)包外标识正确、清晰、完整、无涂改,应具有可追溯性。

【注意事项】

1. 操作过程应轻拿轻放,避免磕碰损坏器械。

2. 内窥镜应单独装放,按照使用说明妥善盘放内窥镜,避免线缆受挤压。

3. 应根据器械的种类、灭菌方式选择兼容的盛装容器。器械妥善放置,相对固定。

4. 较重、较大尺寸的器械应选择与之相适宜的盛装容器和包装材料进行装载固定和包装。

第七节 灭菌与灭菌监测

【工作目标】

遵循机器人手术器械和灭菌器厂家说明书进行灭菌和灭菌效果监测,确保机器人器械灭菌后达到无菌保证水平。

【操作原则】

1. 机器人手术器械灭菌应遵循 WS 310.2—2016 要求,耐热耐湿的手术器械应首选压力蒸汽灭菌。

2. 应遵循机器人手术器械说明书选择正确的灭菌方式。

3. 适用于低温灭菌的手术器械,应遵循手术器械和灭菌设备厂家说明书选择兼容的灭菌器及灭菌程序,并符合其装载要求。

4. 灭菌监测应采用物理、化学和生物监测方法,监测结果应符合 WS 310.3—2016 的要求。

【操作流程】

灭菌操作流程见图 4-32。

```
                    ┌──────────┐
                    │   灭菌   │
                    └────┬─────┘
              ┌──────────┴──────────┐
        ┌─────┴─────┐         ┌──────┴──────┐
        │   步骤    │         │    内容     │
        └─────┬─────┘         └──────┬──────┘

   ┌──────────────┐      ┌───────────────────────────┐
   │   准备工作    │─────▶│     环境、人员、物品       │
   └──────┬───────┘      └───────────────────────────┘

   ┌──────────────┐      ┌───────────────────────────┐
   │  确定灭菌方式 │─────▶│ 遵循机器人厂商说明书推荐灭菌方式及灭菌参数 │
   └──────┬───────┘      └──────────────┬────────────┘
                                        │
                         ┌──────────────▼────────────┐
                         │ 获取灭菌器厂商说明书并与目标参数进行核对确认 │
                         └───────────────────────────┘

   ┌──────────────┐      ┌───────────────────────────┐
   │  灭菌方式选择 │──┬──▶│   器械及附件选择压力蒸汽灭菌   │
   └──────┬───────┘  │   └───────────────────────────┘
                     │   ┌───────────────────────────┐
                     └──▶│     内窥镜选择低温灭菌       │
                         └───────────────────────────┘

   ┌──────────────┐      ┌───────────────────────────┐
   │    装载       │─────▶│ 根据 WS 310.2—2016 及灭菌设备厂商说明书的要求装载 │
   └──────┬───────┘      └───────────────────────────┘

   ┌──────────────┐      ┌───────────────────────────┐
   │  灭菌程序选择 │─────▶│ 按使用说明书推荐的灭菌参数选择灭菌程序 │
   └──────┬───────┘      └───────────────────────────┘

   ┌──────────────┐      ┌───────────────────────────┐
   │    灭菌       │─────▶│     观察灭菌过程物理参数     │
   └──────┬───────┘      └───────────────────────────┘

   ┌──────────────┐      ┌───────────────────────────┐
   │    卸载       │─────▶│  灭菌结束后,对灭菌物品进行卸载 │
   └──────┬───────┘      └───────────────────────────┘

        ◇─────◇        ┌───────────────────────────┐
       ◇  监测  ◇──┬──▶│ 检查并确认物理、化学、生物监测合格,并记录存档 │
        ◇─────◇    │   └───────────────────────────┘
                   │   ┌───────────────────────────┐
                   └──▶│     进入存储与发放流程       │
                       └───────────────────────────┘
```

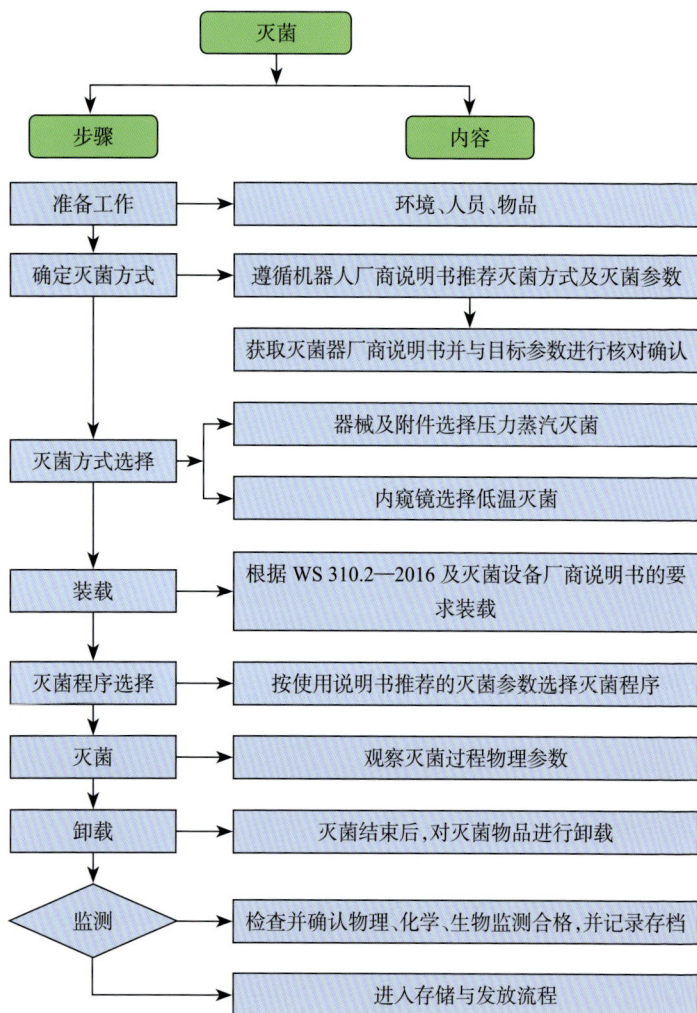

图 4-32　**灭菌操作流程**

【操作步骤】

1. 应在消毒供应中心灭菌区进行灭菌操作。

2. 操作人员规范着装,戴圆帽、穿工作服及工作鞋。

3. 设备设施及物品准备齐全,包括压力蒸汽灭菌器、低温灭菌器、装载篮筐、转运车、化学指示物、生物监测包、灭菌过程监测记录本等。

4. 根据机器人器械说明书及灭菌器厂家说明书,选择灭菌参数及相应的灭菌程序。

(1)对耐热、耐湿的器械,首选压力蒸汽灭菌处理,如操作钳、连接电缆和部分辅助器械等。

(2)不耐湿热的机器人器械应按厂家说明书推荐的要求正确选择低温灭菌方式及灭菌程序,如内窥镜。

5. 灭菌操作流程及步骤遵照 WS 310.2—2016 的要求及设备厂商说明书的要求执行。

【压力蒸汽灭菌】

(一)装载

1. **应使用专用灭菌架或篮筐装载灭菌物品** 灭菌包之间应留有间隙,利于灭菌介质穿透。机器人操作钳长度较长,应纵向摆放,避免碰到灭菌器炉壁。器械包、硬质容器应平放;纸塑包装袋应同方向有序排列,宜侧放;利于灭菌剂的进入和穿透(图 4-33)。

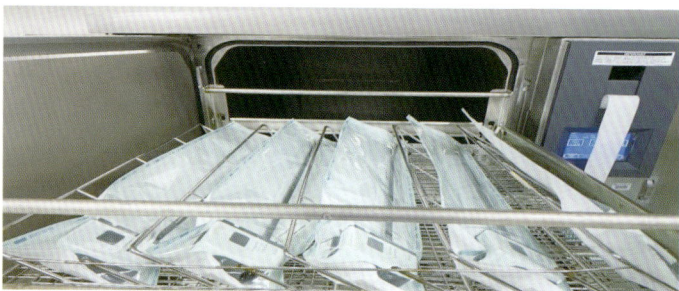

图 4-33　机器人操作钳高温灭菌装载

2. 可选择放置具有代表性的 PCD 进行灭菌效果的监测。

3. 装载方式、包装材料均应与灭菌方式匹配。

(二)灭菌

启动灭菌程序,应观察并记录灭菌器物理参数监测结果及设备运行状况。

(三)卸载

1. 灭菌结束时应待温度降至室温时方可移动,冷却时间应大于 30 分钟。

2. 确认灭菌过程合格,包外、包内化学指示物合格。

3. 卸载过程轻拿轻放,不垒放、叠压,无碰撞。

4. 检查有无破包、湿包现象,防止无菌物品损坏和污染,破包、湿包不应储存与发放,分析原因并持续改进。

5. 记录灭菌参数数据,结果可追溯。

【低温灭菌】

对不耐湿热的机器人器械应按厂家说明书推荐的要求选择兼容的低温灭菌方法,主要有过氧化氢低温等离子灭菌、低温蒸汽甲醛灭菌和环氧乙烷灭菌。

(一)装载

1. 再次确定灭菌物品、包装材料与灭菌方式兼容。

2. 按灭菌器厂家说明书及机器人手术器械厂家说明书的装载要求正确进行装载,包括对具体灭菌包数量、重量及放置位置的要求。

3. 灭菌装载应利于灭菌介质穿透,器械包平放,不堆叠,有序摆放;不碰壁,不应触及灭菌舱的四壁和门等。

4. 进行生物监测时,遵循灭菌器厂家说明书及生物监测包使用指引正确放置生物监测包。

(二)灭菌

1. 根据灭菌包内器械信息与所选择的灭菌器选择兼容的正确的灭菌程序。

2. 启动确认的灭菌程序。

3. 灭菌过程中观察灭菌循环的灭菌参数及运行情况。当发生灭菌循环报警、过程中断时,遵循灭菌器厂家说明书指引进行针对性处理。

(三)卸载

1. 灭菌结束后,核对确认物理参数符合要求、灭菌循环成功完成,可进行卸载。

2. 开启舱门卸载灭菌物品,检查包装完好性及包外、包内(如可见)化学指示物的变色情况,结果应符合要求。

3. 卸载过程轻拿轻放,无碰撞,检查有无破包,低温蒸汽甲醛灭菌要检查有无湿包,防止无菌物品损坏和污染。

4. 卸载后按 WS 310.3—2016 的要求进行生物监测操作。

5. 记录灭菌参数数据,结果可追溯。

(四)注意事项

1. 应严格遵循机器人手术器械厂家说明书指引选择兼容的灭菌方式、灭菌器及灭菌程序。

2. 不同灭菌方式、灭菌器和灭菌程序在装载要求上有差异,应遵循灭菌器厂家说明书正确装载。

3. 过氧化氢低温等离子灭菌时,如灭菌器设有舱内过氧化氢浓度监测装置,装载时应注意勿遮挡浓度监测通路以免发生循环取消。

4. 装载和卸载时应轻拿轻放,避免在器械搁架上拖滑、拖拽灭菌包。

【灭菌质量监测】

灭菌质量监测采用物理监测法、化学监测法和生物监测法进行,监测操作流程及监测结果应符合 WS 310.3—2016 的要求,并按灭菌器产品说明书要求执行。监测结果应记录,可追溯。

(一)物理监测

物理监测主要是监测灭菌过程的关键灭菌参数,灭菌结束后,观察物理参数是否合格,有无错误警告,打印监测数据,确保记录可追溯。

1. 压力蒸汽灭菌应监测灭菌过程的温度、压力、时间等关键参数。

2. 过氧化氢低温等离子灭菌应连续监测并记录每个灭菌周期的舱内压、温度、等离子体电源输出功率和灭菌时间等关键参数;可监测过氧化氢浓度。

3. 环氧乙烷灭菌应监测灭菌过程的温度、压力、时间和相对湿度等灭菌参数。

4. 低温蒸汽甲醛灭菌应监测灭菌过程的温度、相对湿度、压力与时间。

(二)化学监测

观察包外、包内化学指示物的变色是否合格。包外化学指示物监测不合格的物品不得发放,包内化学指示物监测不合格的灭菌物品不得使用,应分析原因并改进,直至监测结果符合要求。

(三)生物监测

针对不同灭菌方式,按照 WS 310.3—2016 的要求及监测频率进行生物监测。

第八节　储存与发放

一、储存

【工作目标】

按照 WS 310.2—2016 的要求进行存储与发放,保证机器人手术器械、内窥镜及附件无菌屏障完好,防止功能状态受损,确保灭菌后物品的无菌状态。

【操作原则】

1. 确保存放环境符合规范要求,保持室内及存放架或无菌物品柜的清洁。

2. 机器人手术器械、内窥镜及附件宜全程采取保护措施,定位放置,设置标识。

【注意事项】

1. 操作过程中应轻拿轻放,防止受压损坏。

2. 接触无菌物品前应洗手或进行手消毒。

3. 认真清点核对,确认灭菌有效性。

【操作流程】

储存与发放流程见图 4-34。

储存与发放

步骤 | 内容

步骤	内容
准备工作	人员、工具、环境
确认灭菌结果	将物理及化学监测结果进行登记
冷却	充分冷却降至室温,冷却时间 > 30min
确认质量 ——不合格→	根据情况处理
↓合格	
卸载	指定存放架或转运车
储存	无菌物品存放区储存
发放	1. 准确记录发放信息 2. 有序放置在运送箱或运送车内,封闭运送至手术室

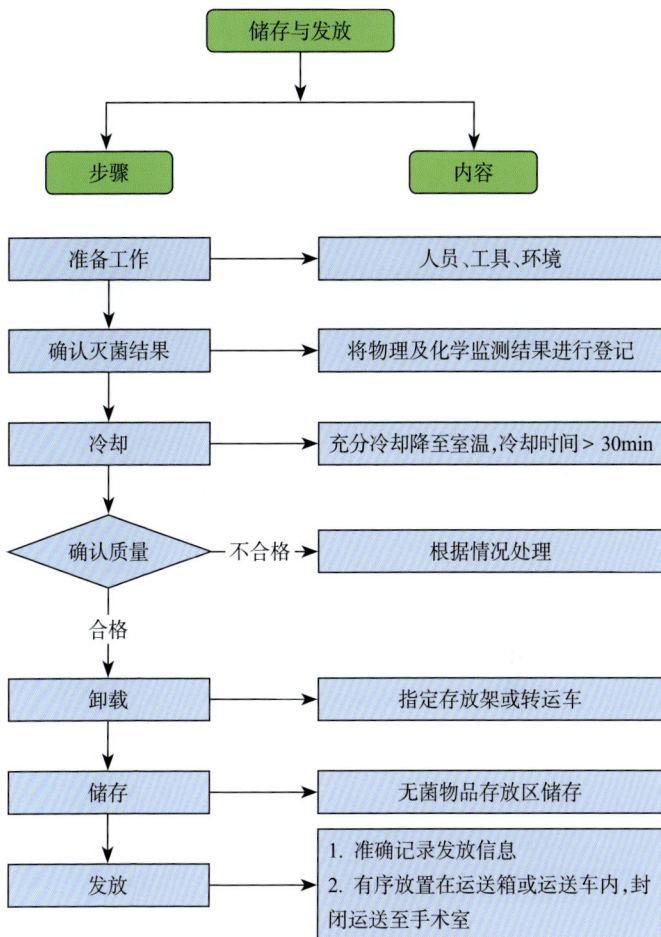

图 4-34　储存与发放流程

【操作步骤】

1. 操作人员规范着装,正确执行手卫生。

2. 灭菌过程运行结束,确认物理、化学监测合格。

3. 将物理及化学监测结果进行记录。

4. 充分冷却降至室温,冷却时间 > 30 分钟。

5. 检查包装闭合完好,无菌标识清晰。

6. 将合格的无菌物品卸载至器械存放架或转运车,卸载时应轻拿轻放,避免堆放叠压,防止器械移位或受压造成损坏。

7. 在无菌物品存放区储存,定位放置,设置标识,或及时送达手术室存放。

二、发放

【工作目标】

按照规范相关要求进行发放,确保机器人手术器械、内窥镜及附件完好、及时、准确地发放至手术室,保障手术正常进行。

【操作原则】

1. 发放时,遵循先进先出的原则。

2. 应与手术室建立机器人手术器械交接制度。

3. 发放时应确认无菌物品的有效性。

4. 应使用适宜的转运工具。

5. 发放记录应具有可追溯性。

【操作步骤】

1. 操作人员规范着装,操作前做好手卫生。

2. 准备清洁的专用转运工具。

3. 发放前确认灭菌有效性、包装完好性和灭菌标识信息无误。

4. 准确记录发放信息,信息可追溯。

5. 无菌物品有序放置在专用运送箱或专用运送车内,封闭运送至手术室。运送过程采取保护措施,必要时采用清洁缓冲垫,避免震动造成器械损坏。

6. 转运无菌物品的器具使用后,应清洁处理,干燥备用。

【注意事项】

1. 发放及运送过程中,应采取保护措施,轻拿轻放,防止碰撞或受压。

2. 运送无菌物品的工具应保持清洁,使用后及时处理。

| 第五章 | 质量监测

第一节　清洗质量监测

【工作目标】

定期对机器人手术器械清洗效果进行检查、监测及质量分析,检查机器人手术器械清洗的有效性,持续改进清洗质量。

【操作原则】

1. 应遵循 WS 310.3—2016 的要求,每月抽取至少 3 ~ 5 件待灭菌机器人手术器械,包括内窥镜、操作器械、附件器械等,进行清洗质量的监测。

2. 采用目测法,必要时借助 4 倍及以上倍数带光源放大镜,进行全面清洁度的检查。也可采用定性或定量的方法进行定期检测,如残留蛋白检测法等。

3. 定期监测的结果,应进行记录、分析,并作为持续改进机器人手术器械清洗质量的重要依据。

【操作流程】

清洗质量监测流程见图 5-1。

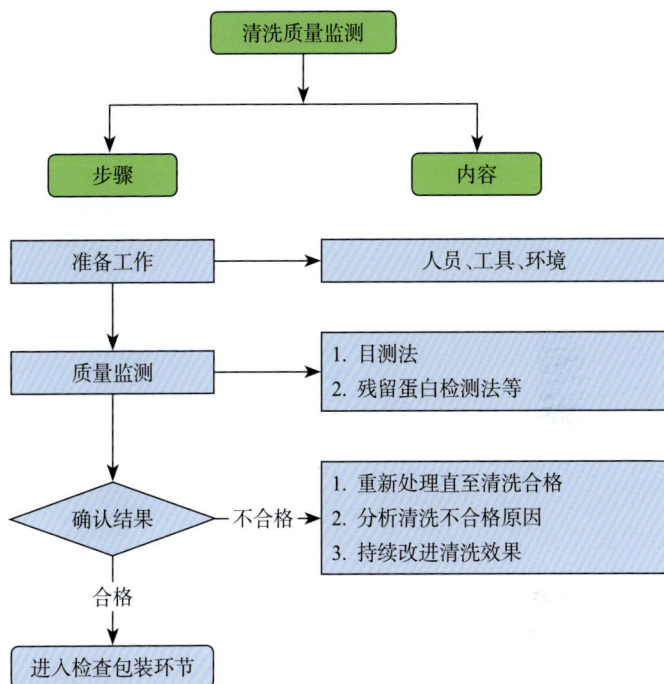

图 5-1　清洗质量监测流程

【操作步骤与方法】

1. 在消毒供应中心的检查包装区进行清洗效果的检查与监测。

2. **物品准备**　带光源放大镜,擦镜纸,垫巾,低纤维絮棉棒等。定量检测法应同时准备检测仪及相关材料。

3. 具体操作方法

（1）目测法：采用目测法检测清洁度，同时可借助低纤维絮棉棒逐一检查机器人内窥镜的目镜端、物镜端和镜杆，检查手术器械的表面、孔隙、齿牙、轴节、绞丝、圆盘、连接电缆及电缆连接口等位置。应光洁，无血渍、污渍、锈渍，无水斑等。

（2）残留蛋白检测法：经目测检测合格后，充分去除器械表面及内腔的残留水分，再用残留蛋白采样棒进行采样。采样应涂擦器械不易清洁位置，尤其是空隙、齿牙、电缆连接口、绞丝等位置（图5-2）。

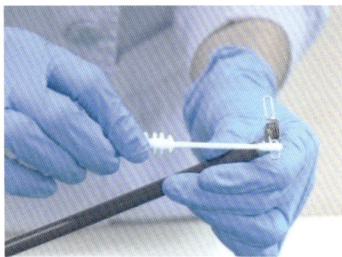

图 5-2　**样本采集**

4. **记录及质量改进**　记录检测的结果，并进分析问题及持续改进清洗质量。

【注意事项】

1. 机器人手术操作器械，由于结构特殊，不应使用通条或刷子进入内腔采样。

2. 残留蛋白检测法，应遵循检测设备厂商说明书进行操作和数据读取。

3. 目测不合格的器械以及定量检测采样后，应再次按日常清洗消毒流程处理，方可进入常规检查包装流程。

第二节　处理过程文件记录

一、工作目标

收集并记录机器人器械质量管理及器械处理相关数据,为数据采集和分析提供原始资料、追溯信息及评价依据等,实施质量持续改进。

二、记录要求

1. 客观真实,及时准确。

2. 文件记录版面整洁,字体清晰,内容简明扼要。

3. 应建立机器人器械的接收档案,记录包括接收时间、机器人器械的型号、数量、用途、完好性及交接双方的签字等信息。

4. 应记录机器人器械再处理过程及使用的情况,包括回收、分类、清洗、消毒、干燥、器械检查与保养、包装、灭菌、储存、发放、使用等信息。

5. 应记录再处理过程中关键环节参数及质量监测结果,包括医用清洗剂的选择及浓度、超声波清洗器功率及超声频率、清洗消毒器运行参数、灭菌器运行参数、灭菌质量监测结果等。

6. 记录应留档保存,具有可追溯性。有条件的医疗机构消毒供应中心宜采用信息系统,在各追溯流程点进行数据采集,形成闭环记录。

三、数字化信息系统记录

机器人器械的质量管理及器械处理过程的关键要素，宜优先采用数字化信息系统进行追溯记录，以提高工作效率。

采用数字化信息系统进行追溯记录时，对机器人器械设置唯一编码。在器械处理的各追溯流程点，使用数据采集终端对环节过程的参数进行采集，形成闭环式记录。通过对信息的查询、统计、分析及预警等功能，实现全程实时追溯记录、质量管理与质控的目的。

1. **回收记录** 主要包括机器人器械的预处理情况、器械的名称、型号、数量、器械的完整性及功能的良好性等。

2. **清洗、消毒记录** 主要包括器械的名称、清洗消毒方法、清洗设备与运行程序、清洗时间、操作者等。通过清洗消毒设备与计算机数据接口的信息采集，实现实时监控，并记录、打印设备的运行参数，确认清洗消毒效果，进行存档。

3. **器械检查保养与包装记录** 主要包括配包审核结果、审核人、审核时间，以及器械包的名称、型号、数量、包装者、校对者、灭菌日期、失效日期、器械包内容物明细、包装材料等信息。并对审核不合格的原因进行记录，通过计算机系统进行实时关联查询与追溯。

4. **灭菌与灭菌效果审核记录** 主要包括灭菌设备及运行程序、灭菌器编号、灭菌批次、灭菌包名称、数量、灭菌日期、灭菌时间、操作者、审核者、灭菌监测审核结果等信息。并对灭菌效果监测不合格进行记录,通过计算机系统进行实时关联查询与追溯。

5. **发放记录** 主要包括记录发放科室、灭菌包名称、发放数量、发放者、发放时间、接收人员及接收时间等信息。并对发放质量不合格的原因进行记录,通过计算机系统进行实时关联查询与追溯。

四、手工记录

手工记录适合于消毒供应中心未设置数字化信息系统,或设置有数字化信息系统,但须进一步加强重点环节的质量管理与质量控制,采用表格形式进行手工记录与追溯。

（一）机器人器械接收档案记录表

机器人器械接收档案记录表见表 5-1。

表 5-1　机器人器械接收档案记录表

日期	时间	器械名称	型号	数量	用途	包装完整性	器械功能状态	交物者签名	接收者签名

（二）机器人器械首次接收测试记录

机器人器械首次接收测试记录见表 5-2。

表 5-2　机器人器械首次接收测试记录表

日期：　年　月　日			器械名称：	
种类	内窥镜□件　器械□件　附件□件　线缆□件　托盘□件			
清洗消毒	内窥镜	手工清洗□	医用清洗剂及浓度：	耐湿热器械机械湿热消毒温度： 时间： A_0 值： 不耐湿热器械消毒方式： 消毒剂及浓度：
	器械	手工清洗□	医用清洗剂及浓度：	耐湿热器械机械湿热消毒温度： 时间： A_0 值： 不耐湿热器械消毒方式： 消毒剂及浓度：
		机械清洗□	医用清洗剂及浓度：	
			清洗程序：	清洗记录： 详见　号机　次
			主洗温度与时间：	消毒温度与时间：
		超声清洗□	医用清洗剂及浓度：	
			超声波清洗器功率：	超声波清洗器频率：
			水温：	清洗时间：

续表

清洗消毒	附件	手工清洗☐	医用清洗剂及浓度：	耐湿热器械机械湿热消毒温度： 时间： A_0 值： 不耐湿热器械消毒方式： 消毒剂及浓度：
		机械清洗☐	医用清洗剂及浓度：	
			清洗程序：	清洗记录： 详见　号机　次
			主洗温度与时间：	消毒温度与时间：
		超声清洗☐	医用清洗剂及浓度：	
			超声波清洗器功率：	超声波清洗器频率：
			水温：	清洗时间：
	线缆	手工清洗☐	医用清洗剂及浓度：	耐湿热器械机械湿热消毒温度： 时间： A_0 值： 不耐湿热器械消毒方式： 消毒剂及浓度：
		机械清洗☐	医用清洗剂及浓度：	
			清洗程序：	清洗记录： 详见　号机　次
			主洗温度与时间：	消毒温度与时间：

续表

清洗消毒	托盘	手工清洗□	医用清洗剂及浓度：	耐湿热器械机械湿热消毒温度： 时间： A_0 值： 不耐湿热器械消毒方式： 消毒剂及浓度：
		机械清洗□	医用清洗剂及浓度：	
			清洗程序：	清洗记录： 详见　号机　次
			主洗温度与时间：	消毒温度与时间：
包装	材料及规格	棉布□　医用无纺布□　纸塑袋□　特卫强袋□ 硬质容器□		
	重量及体积	重量　　kg　　体积　　cm×　　cm×　　cm		
	包装方法	闭合式包装□　密封式包装□		
	化学指示物	位置：		数量：

续表

包装	生物指示物	位置：		数量：
灭菌	压力蒸汽灭菌□	灭菌物品名称：	灭菌器编号：　　批次号：　　灭菌程序： 灭菌参数： 灭菌温度范围　　℃　压力范围　　kPa 灭菌时间　　min　　干燥时间　　min	
			包内化学指示物：(指示物粘贴处)	
			包内生物指示物：(指示物粘贴处)	
	环氧乙烷灭菌□	灭菌物品名称：	灭菌器编号：　　　批次号：　　灭菌程序： 灭菌参数：环氧乙烷浓度　　mg/L 灭菌温度　　℃　　压力　　kPa 灭菌时间　　min　　相对湿度　　%	
			包内化学指示物：(化学指示物粘贴处)	
			包内生物指示物：(生物指示物粘贴处)	
	过氧化氢低温等离子灭菌□	灭菌物品名称：	灭菌器编号：　　　批次号：　　灭菌程序： 灭菌参数： 舱内压　　mTorr 过氧化氢浓度　mg-s/L 灭菌温度　　℃　　灭菌时间　　min 等离子体电源输出功率　　　W	
			包内化学指示物：(化学指示物粘贴处)	
			包内生物指示物：(生物指示物粘贴处)	

续表

最终测试结果:通过□ 未通过□ 未测试□
测试未通过原因分析:
改进措施及结果:
测试者签名: 复核者签名: 科室负责人签名:
备注: 1)应严格遵循机器人器械使用说明书或指导手册,正确选择医用清洗剂、消毒剂及清洗工具。 2)应严格遵循机器人器械使用说明书或指导手册,选择正确的清洗(包括手工清洗、超声清洗器清洗、清洗消毒器清洗)、消毒、包装、灭菌方式及参数。 3)机器人器械注意全程保护,轻拿轻放,避免碰撞。

（三）机器人器械回收清点记录

机器人器械回收清点记录见表 5-3。

表 5-3　机器人器械回收清点记录表

日期	时间	器械名称	型号	数量	完整性	功能良好性	预处理情况	交物者签名	接收者签名

（四）机器人器械超声波清洗器清洗记录

机器人器械超声波清洗器清洗记录见表 5-4。

表 5-4　机器人器械超声波清洗器清洗记录表

日期	时间	器械名称	酶清洗液配制浓度	水温 /℃	超声波清洗器功率 /W	超声波频率 /kHz	清洗时间	操作者签名

备注:应严格遵循机器人器械与超声清洗设备的使用说明书或指导手册,规范进行操作。

（五）机器人器械维护记录

机器人器械维护记录见表 5-5。

表 5-5　机器人器械维护记录表

日期	时间	器械名称	型号	故障原因	维护记录	交物者签名	接收者签名

| 附录 |

附录一 **操作钳各部位的手工清洗**

操作钳主要由壳体、圆盘、轴、腕部和钳端五部分组成，可根据不同部位的特点选择合适的清洗工具进行清洗。手工清洗时遵循冲洗、洗涤、超声清洗、漂洗、终末漂洗的顺序。

一、操作钳壳体的清洗方法

1. **冲洗** 流动水下冲洗，去除肉眼可见污染物。

2. **洗涤**

(1)采用注射器向主冲洗口灌注至少 15ml 医用清洗剂，至前端无气泡逸出（附图 1-1）。

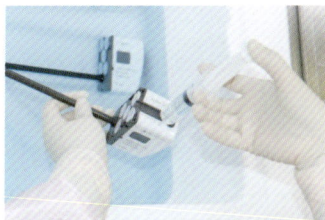

附图 1-1 **壳体灌注清洗剂**

(2)医用清洗剂中浸泡后，在液面下用低纤维絮擦布擦洗底座外表面。

(3)压力水枪冲洗主冲洗口及次冲洗口。

3. **漂洗** 流动水下冲洗，低纤维絮擦布擦洗。

4. **终末漂洗** 采用纯化水进行彻底漂洗。

二、操作钳圆盘的清洗方法

1. **冲洗** 流动水下冲洗,去除肉眼可见污染物。

2. **洗涤** 医用清洗剂浸泡后,采用软毛刷在液面下刷洗整个圆盘,用手旋转各圆盘并刷洗圆盘缝隙(附图 1-2)。

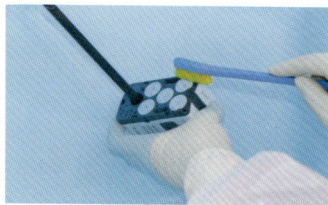

附图 1-2 **刷洗圆盘缝隙**

3. **漂洗** 流动水下冲洗,软毛刷刷洗。

4. **终末漂洗** 采用纯化水进行彻底漂洗。

三、操作钳器械杆的清洗方法

1. **冲洗** 流动水下冲洗,去除肉眼可见污染物。

2. **洗涤** 医用清洗剂浸泡后,用软布 360°包裹轴部,自壳体向钳端方向擦洗。

3. **漂洗** 流动水下冲洗,软布擦洗。

4. **终末漂洗** 采用纯化水进行彻底漂洗。

四、操作钳腕部的清洗方法

1. **冲洗** 流动水下冲洗,去除肉眼可见污染物。

2. 洗涤

(1) 医用清洗剂浸泡后,软毛刷刷洗和压力水枪冲洗腕部。

(2) 握持壳体并依次转动各个圆盘,使腕部向不同方向转动(附图 1-3)。

(3) 软毛刷刷洗和压力水枪冲洗腕部及缝隙。

3. **漂洗** 流动水下冲洗,软毛刷刷洗和压力水枪冲洗。

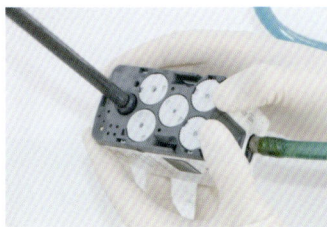

附图 1-3 **转动圆盘**

4. **终末漂洗** 采用纯化水进行彻底漂洗。

五、操作钳钳端的清洗方法

1. **冲洗** 流动水下冲洗,去除肉眼可见污染物。

2. **洗涤**

(1) 握持壳体并依次转动各个圆盘,使钳端张开,医用清洗剂浸泡。

(2) 软毛刷刷洗和压力水枪冲洗钳端(附图 1-4)。

3. **漂洗** 流动水下冲洗,软毛刷刷洗和压力水枪

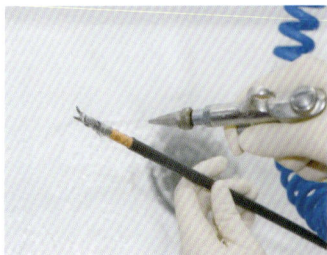

附图 1-4 **冲洗钳端**

冲洗。

4. **终末漂洗** 采用纯化水进行彻底漂洗。

5. 完成操作钳各部位手工清洗后,借助放大镜检查整个操作钳清洗效果,如各部位有任何污物残留,须重复整个清洗流程。

附录二 内窥镜的检查与保养

一、光学内窥镜检查

1. **清洁度检查** 包括表面、镜杆、目镜端、物镜端、壳体、环形螺母、保护帽,均应符合清洗质量标准。

2. **完好性检查** 目测镜体是否完整无损坏;镜面是否有裂痕;环形螺母旋转是否正常,无损坏;检查镜杆有无凹陷或刮伤,目测或借助参照物检查镜杆是否平直(附图2-1)。

3. **镜头成像质量检查方法** 为便于查看内窥镜成像质量,参照物距离目镜应在5cm之内。若图像不清晰,应排除污物残留,重新清洗、干燥或用乙醇清洁镜面,如仍不清晰,可用放大镜仔细检查镜面有无裂痕、划痕或碎屑;有弧影但视野清晰

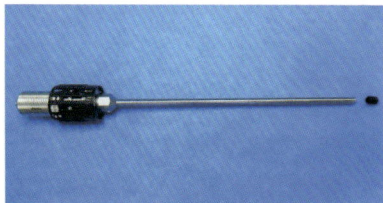

附图2-1 **内窥镜完好性检查**

表明内镜外壳上有凹痕;若物镜上有雾,表明密封端有泄漏,应联系厂家进行维修(附图 2-2,附图 2-3)。

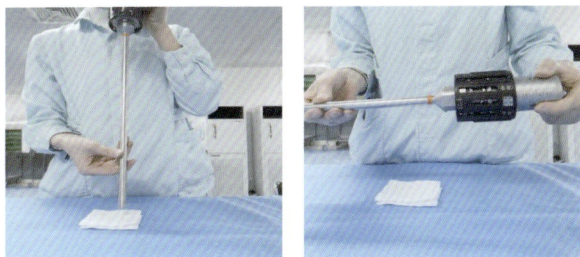

附图 2-2　内窥镜成像质量检查

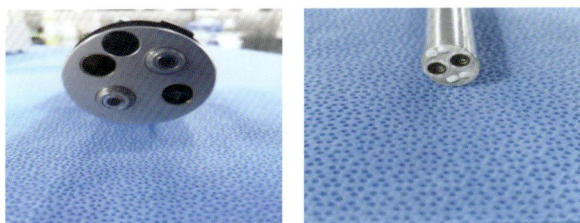

附图 2-3　内窥镜视物端完好性检查

二、电子内窥镜检查

1. **清洁度检查**　包括表面、镜杆、壳体、物镜端、线缆及线缆接头处,均应符合清洗质量标准。

2. **完好性检查**　目测镜体应完整、无损坏;物镜端完好;镜面应无裂痕;镜杆应平直无弯曲、无凹陷或刮伤;线缆绝缘层及接口壳体应完整、无裂纹或破损;线缆连接端应无腐蚀(附图 2-4)。

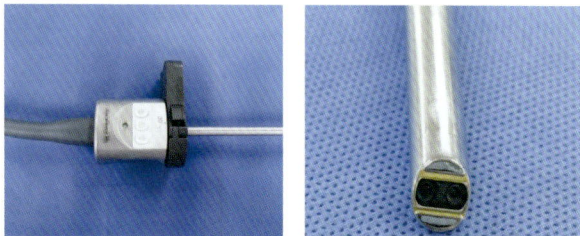

附图 2-4　电子内窥镜完好性检查

附录三　操作器械的检查与保养

一、操作钳检查

1. **清洁度检查**　采用目测辅以带光源放大镜对器械及附件进行检查,包括器械杆表面、器械腕部、器械钳端、线缆、滑轮及手柄处应光洁,无血渍、污渍、水垢、残留物和锈斑等。用气枪对准冲洗口吹气检查清洁度,观察有无水迹、污渍(附图 3-1,附图 3-2)。

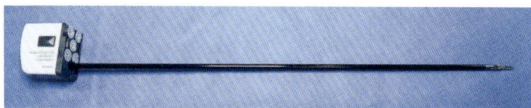

附图 3-1　操作钳清洁度检查

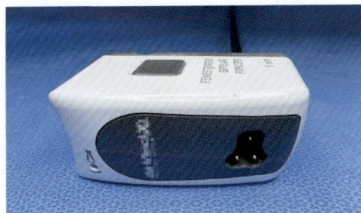

附图 3-2　**操作钳壳体清洁度检查**

2. **完好性检查**　器械壳体应无开裂、变形或断裂,器械杆应平直无弯曲、无凹痕或刮伤;器械零件应齐全无缺失,每件器械应结构完整,轴节关节无松动;器械关节及固定处的铆钉、螺丝、罗盘等应齐全、正常紧固;器械钢丝应无松脱或断裂、器械线缆应无磨损或断裂、内置冲洗管无缺失,内置冲洗管应在冲洗口正确位置、无压入或压出;器械操作钳、持针钳关闭钳端时应闭合完全、咬合良好(附图 3-3,附图 3-4)。

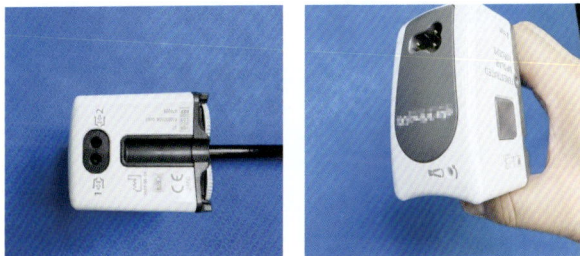

附图 3-3　**操作钳壳体完好性检查**

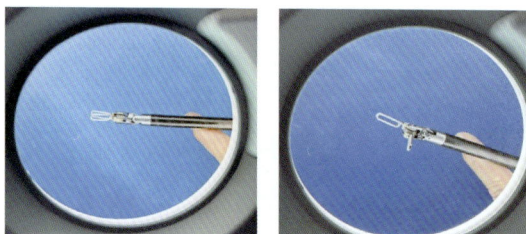

附图 3-4　操作钳功能完好性检查

3. **润滑、保养**　使用医用润滑剂润滑器械的腕部、钳端、轴节等处。可采用喷雾或滴注的方法进行润滑,以保证器械的灵活度。切勿将润滑剂注入冲洗孔(附图 3-5)。

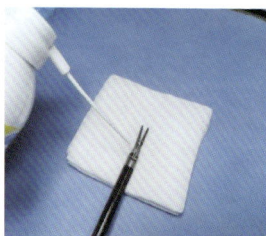

附图 3-5　润滑保养器械

二、连接电缆的检查

1. **清洁度检查**　表面无污渍血渍,干燥(附图 3-6)。

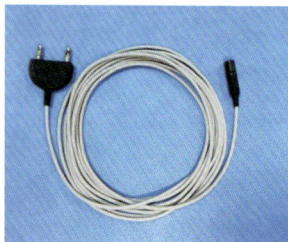

附图 3-6　连接电缆清洁度检查

2. **完好性检查** 表面无破损、断裂、老化,并进行绝缘性能检测(附图 3-7)。

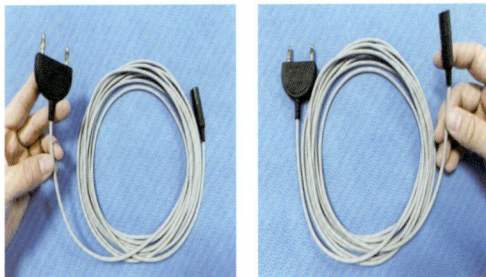

附图 3-7 连接电缆完好性检查

三、套管、闭孔器、校准器检查

1. **清洁度检查** 采用目测辅以带光源放大镜对器械及附件进行检查,包括套管内外壁、闭孔器及准直目标的孔隙处应洁净,符合清洗质量标准。

2. **完好性检查** 目测套管完整无变形,闭孔器无裂痕或缺损,准直目标无缺损(附图 3-8)。

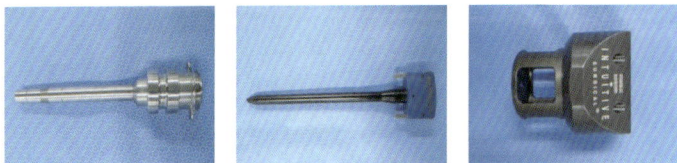

附图 3-8 附件类器械清洁度、完好性检查

| 规范性引用文件 |

[1] 中华人民共和国国家卫生和计划生育委员会. 医院消毒供应中心 第1部分:管理规范:WS 310.1—2016[S]. 北京:中国标准出版社,2016.

[2] 中华人民共和国国家卫生和计划生育委员会. 医院消毒供应中心 第2部分:清洗消毒及灭菌技术操作规范:WS 310.2—2016[S]. 北京:中国标准出版社,2016.

[3] 中华人民共和国国家卫生和计划生育委员会. 医院消毒供应中心 第3部分:清洗消毒及灭菌效果监测标准:WS 310.3—2016[S]. 北京:中国标准出版社,2016.

[4] 全国消毒技术与设备标准化技术委员会. 最终灭菌医疗器械包装 第一部分:材料、无菌屏障系统和包装系统的要求:GB/T 19633.1—2024[S]. 北京:中国标准出版社,2024.

[5] 全国消毒技术与设备标准化技术委员会. 最终灭菌医疗器械包装 第二部分:成型、密封和装配过程的确认要求:GB/T 19633.2—2024[S]. 北京:中国标准出版社,2024.